累了，就冥想吧！

累了，就冥想吧！

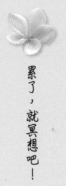

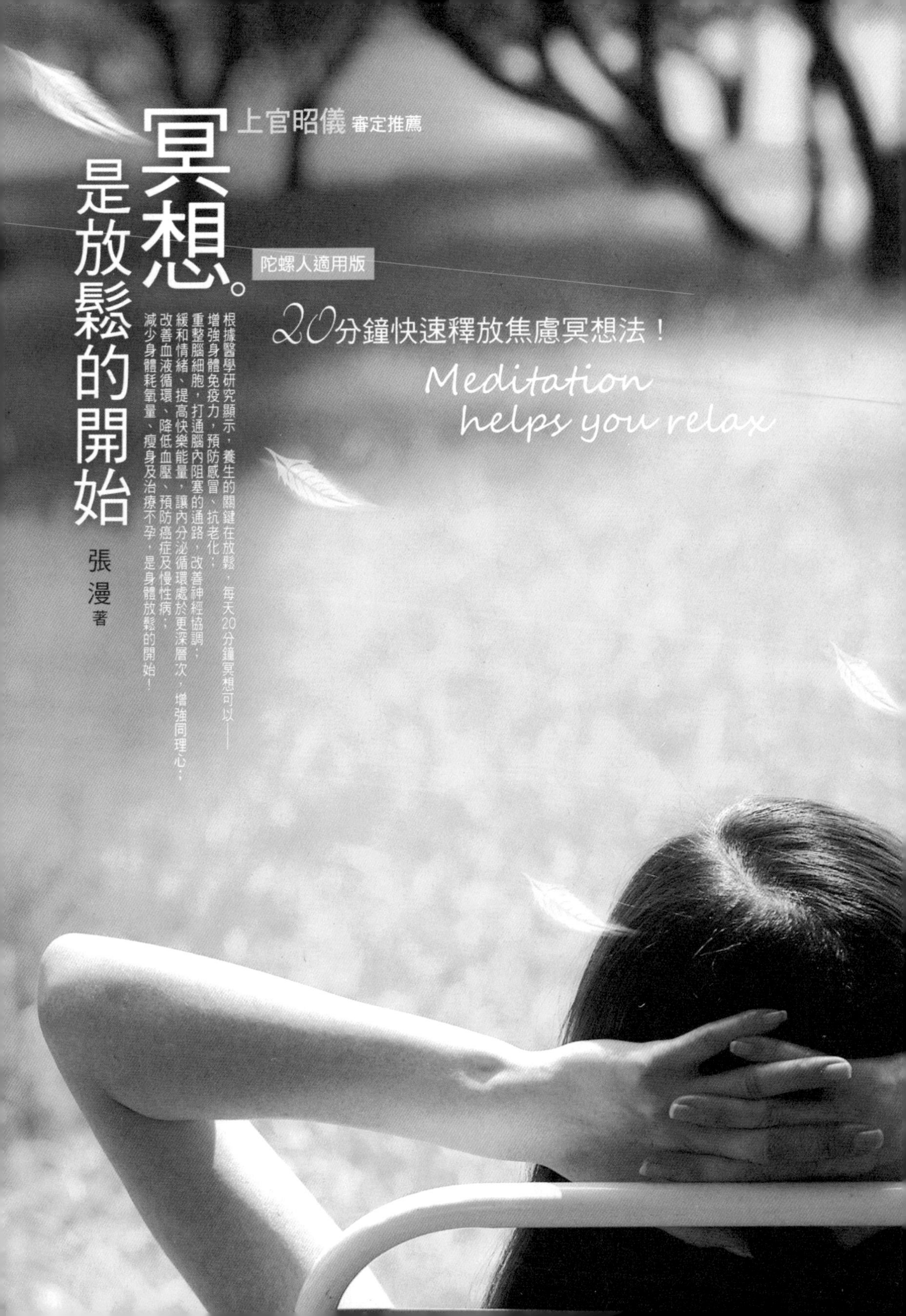

上官昭儀 審定推薦

冥想。是放鬆的開始

陀螺人適用版

20分鐘快速釋放焦慮冥想法！

Meditation helps you relax

根據醫學研究顯示，養生的關鍵在放鬆，每天20分鐘冥想可以——
增強身體免疫力，預防感冒、抗老化；
重整腦細胞，打通腦內阻塞的通路，改善神經協調；
緩和情緒、提高快樂能量，讓內分泌循環處於更深層次，增強同理心；
改善血液循環、降低血壓、預防癌症及慢性病；
減少身體耗氧量、瘦身及治療不孕，是身體放鬆的開始！

張漫 著

推薦序

現代陀螺的幸福之道！

上官昭儀（Isabelle）

一整個下午，我忙著一連開了幾個會，一場接一場，忙個不停。

這幾年，從一個城市，飛到另一個城市，似乎也成了我的工作常態。

想想，在去年，整年的休假日，最常休息的環境竟然都是在機場裡度過的。

朋友們戲稱我為「陀螺」，總是轉個不停！

但你會發現，其實現在已經有很多人，除了不停的的忙於工作，下了班，還要轉換角色繼續忙碌。當我和工作伙伴大哥透過網路連線，在線上開會時，在開會討論結束後，他竟然告訴我：「好了，我要去幫女兒洗澡了！」

某天，我在北京，忙完演講，回到飯店後，在電腦前，正要和我的出版藝術經紀人開會時，她忽然說：「老師，等一下喔，兒子的功課我去看一下！」

不停的忙著，好像已經是現代人無法拒絕的必然的生活型態了。現代版陀螺，是你，也是我！而隨著忙碌的壓力，也隨之而來。我們雖然知道如影隨形的壓力，是疾病的來源，但是，我們卻無法抹滅壓力的存在。

某天當我開完會，我發現，很少身體不舒服的我，忽然感受到胃部無比的難受。從心理層面的分析，我當然明白這個疼痛來自什麼原因。但是，在擅長由心理學角度和能量層次的感應來分析，卻也無法避免的，我感受到身體難以忍受的痛苦。痛苦持續了一陣子，我開始思索，該看醫生嗎？該吃藥嗎？去按摩放鬆嗎？該做些什麼呢？於是，我選擇了去按摩放鬆，「或許是今天太累了！」我想。然後我去固定按摩的地方，做了腳底按摩。這回，是放鬆了些，不過，我仍然感受到胃部虛弱的感覺，它好像剛打完了一場仗似的。

接著，我試著深入感受我身體的內部，和我的胃部溝通，它竟然告訴我：「我需要你來愛它！不要再虐待我了。」這讓我忽然想到，最近為了配合忙碌的活動宣傳，我的飲食並不正常，情緒也很緊繃，以為它無聲，卻沒想到，它在我最忙的時候，也選擇復出，並讓我聽到它的聲音。

更有趣的是，我自以為各種對我的評論，是很超然且不在意的，但是，當我的胃開始與我對話時，我才明白原來自已有多在意，在意到「都已經成了習慣了！」

「你需要放鬆囉！」這時我的心也發聲了！忙碌了一大圈，當我一想到「放鬆」時，全世界的爭奪都與我無關。我感受到全身的器官都想和我對話，包括肌肉、細胞組織。

這時，我下意識的觀想「彩虹輪」的出現，逐漸的每個部位都喜悅的和我共振這些能量。我的胃不僅不痛了，更超越了它的疼痛原因。我在超越這個疼痛壓力的同時，也超越了創造疼痛的原因。我感到煥然一新！這是將我們的專注力放在「當下」的一個例子，來自我親身的體驗。

儘管在每天不停忙碌的工作中，靜心冥想已經成了我生活中不可缺少的一部分了，因為，每天工作的開始，就是始於靜心冥想。接著，有時我們以繪畫，有時以舞蹈，有時透過音樂，有時運用身體，有時只是透過呼吸法，依照不同的主題，把冥想和打坐結合，而這所有的一切，都是為了延伸擴大意識層面，讓我們可以覺知到自我更深的層次，並且感受到「活在當下」的喜悅和力量。

只要一感受到活在當下，全部的「正面的念頭」，就會出現來指引我們，為自己做最好的「選擇」。這些為了讓自己更平靜的練習，多年來逐漸轉變了我和我的學生及個案們的某些負面思想，讓我們逐漸變得平靜，甚至有更多的勇氣和信心，面對生活上的挑戰。多年下來，大家都漸漸感受到自己內在的壓力不再遞增，對事情的見解及心態的調整上，都開始變得放鬆和輕鬆。

當我在學習療癒科學和人格形態學，及在日後的工作中，做著遠距離或面對面的釋放壓力諮詢時，瞭解到對「當下」的覺察，也是非常重要的一種放鬆練習，不僅可以馬上解決問題，同時也能為當事人創造新的生命力量。而冥想，就是最好的方法。

冥想，並非只靜靜的坐在那，而是在任何時刻都可以進行的。我們的思緒每分每秒都在不停的轉動，變化多端的思想，常伴隨著擔心恐懼，以致於我們失去了內在的平靜，引發身體、情緒，甚至精神上的疾病。而冥想，是最容易為我們帶來我們內在生命品質，與外在生活順遂的最好的方式。當我們觀想藍色的平靜，或運用本書中所介紹的靜坐冥想的方式，都能在繁忙的生活中達到內在痛苦的釋放，回復到平衡的生活品質之中。

透過冥想，能夠使「心」的力量延續，讓意識的流動在每一刻都能持續並保有正面而平衡的頻率，你就會發現，你不僅能更健康，更覺察身體的敏感，還能夠解決自己因為混亂的想法或情緒，所創造出混亂的生活與問題，你還能因此隨時能輕而易舉的轉換角色與身分，並且創造平衡的「幸福生活」。

冥想，很簡單！可以讓你放鬆下來，解決問題，甚至創造新的生命力！這是本書渴望為忙碌的現代陀螺們，找到創造生命幸福的解決之道！

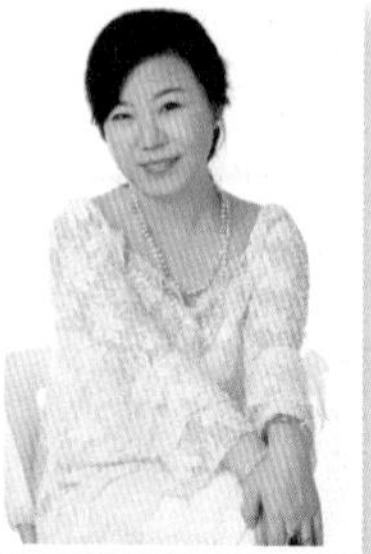

幸福療癒系女王

上官昭儀（Isabelle）

2000年開始撰寫在色彩中遊玩的「幸福態度」專業系列與生活書籍，在世界各大洲工作兼旅行。

從事心靈能量療癒工作達25年，目前為英國色彩藝術與應用科學學校（ASIACT）遠東區華人首席講師，歐洲美容聖品 AEOS 品牌色彩能量美學講師。

目前專事人才培訓、心靈講座與寫作，並忙於中國、台灣、香港、馬來西亞、英國與加拿大之教育訓練與正面信念之養成教育，主要涉及心靈成長、親子、兩性、愛與生命本質追尋，及雙手療法等主題。忙碌之餘，仍熱愛修行、愛情與生活，渴望創造自己與眾人共同的豐富生命！

神祕公主幸福部落格
http://www.princessmystery.net

前言

冥想，灌注生命活力的方法

張漫

忙碌的節奏成為現代都市生活的主旋律，我們的肩頭承受重壓，心裡緊繃了弦，因身心的疲憊苦不堪言。如何有效地讓思想和情緒安寧下來，給心靈一個休憩的時空？

冥想是改變生命狀態最強有力的方法，它讓我們控制頭腦中不受約束的思想，穩定不安分的情感，為存在於每個人內心的智慧和本能提供發展的空間。

我們的內心有一處最本真的角落，只是因為生活節奏太快，步履太匆忙，環境太囂雜，使心靈漸漸染了塵埃，被埋藏起來。冥想就是清理那些雜質，讓頭腦和思維清醒，讓心靈和精神寧靜。

冥想需要學習和堅持才能有成效。我記得自己最初冥想時總是很難進入狀態。我試著閉上眼睛，把意識集中在呼吸上，但當關上視覺的時候，聽覺就變得尤為敏銳，一隻貓路過的腳步聲都讓我覺得震耳欲聾。眾多焦灼的欲望並沒有減小，反而在內心裡越變越大，讓我透不過氣。我漸漸意識到，是心中的執念讓我急功近利，帶給我負面能量，無法進入到澄澈的心靈世界。

後來，當我嘗試順其自然，放下心中焦灼，體驗和享受虛無，讓自己順應著外界，反而能不受任何阻礙地進入冥想、拴住狂心，接受一個開放無阻礙的靈知。

在冥想中，我嘗試關閉所有感官途徑，讓意識自由散步，眼前似乎有白色的光，一開始是若有若無，後來卻清晰，眼眶周圍有電流一般的景象。心沉浸下去後，我驚奇地感覺到，身體被提拉起來，像在慢慢地漂浮。我的意識自在地舒展，像是在思考，又像是在放空自己一無所想，很愜意，所有焦灼都無影無蹤。

堅持一段時間後，我的健康、注意力、情緒，甚至愛，都得到了訓練。深一層的冥想，更有效地緩解了生活和工作上的壓力、身體上的疼痛、精神上的倦怠，讓我覺得自己活力四射。

慢慢地，身邊的朋友們也被我拉入陣營，我們在冥想中找到嶄新的自我。累了，就跟我一起冥想吧！給疲憊的身心一條放鬆的小路，沿著它，我們就能找到心中的桃花源。

目錄

PART 1

揭開內在的神祕面紗

冥想，讓你探索自己內在深處的祕密，帶你揭開潛意識的面紗，用大腦與身體的訊號，看見自己心靈的渴求。

PART 2

展翅飛翔．穿越晴空

想像孩提時候，我們是多麼地自由自在。
冥想能讓我們重溫舊夢，從接納自己開始一趟心靈的旅行，
讓我們的內心增強一股強大的力量，
足以應付外界的紛紛擾擾。

目錄

PART 3

放鬆，冥想進行式

冥想需要集中注意力、心懷虔誠，才能駕馭想像，心誠則靈。
透過冥想的抒發，消除內心的毒素，感受最完整的自己，
達到精神上的平和，召喚新的積極力量，才能勇敢迎接未來，
就讓冥想讓大腦再次啟動前進吧！

PART 4 融入生活的冥想

沒有人有開心的一切，面對生活我們總是有太多的失落，但是心不療癒，得不到健康的身體。

透過音樂香味燭光色彩完成冥想，以嶄新的力量迎接未來。

沒有恐懼，沒有障礙，只有問題的解決，再也沒有其他了！

Part 1

揭開內在的神祕面紗

冥想，讓你探索自己內在深處的祕密，帶你揭開潛意識的面紗，透過大腦與身體的訊號，看見自己心靈的渴求。

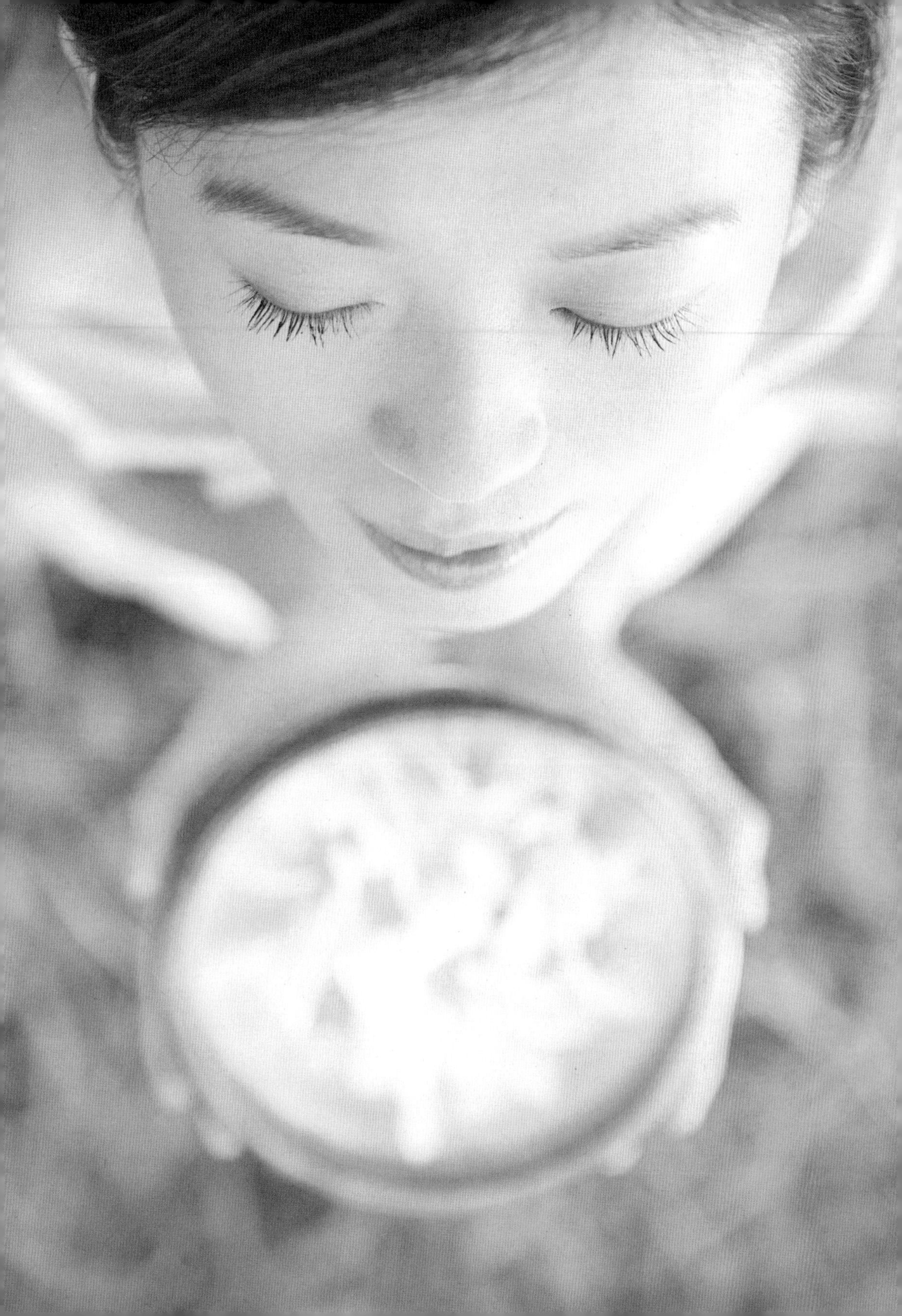

冥想是什麼

冥想是什麼？每個人心裡都有不同的答案，有人說，冥想就是一個人安靜地發呆，胡思亂想；有人說，冥想就是任由思緒放空；也有人說，冥想是一種宗教形式，比如打坐與禪修。其實這些說法都對，但卻不盡完善。

冥想是一種古老的修行方式，慢慢地「滲透」進現在的生活。簡單地說，它是一種意識層面的認知技術，引導人們觀察和瞭解自己的精神，開啟心靈的大門，面對我們最真實的內在。

聽起來好像很深奧，但其實並不複雜。例如，如果我們的心靈是一個房間，那冥想就是一種整理和清潔房間的最佳方式。透過冥想，把心靈這個房間打掃乾淨、收拾整齊，將垃圾都清理出去，我們就可以用最好的狀態來「居住」或「待客」。

打開自我大門的方法

我們生活的現代都市到處都是熙攘的人群、忙碌的節奏，繃緊的生活弦，許多生命中不能承受之重讓人不

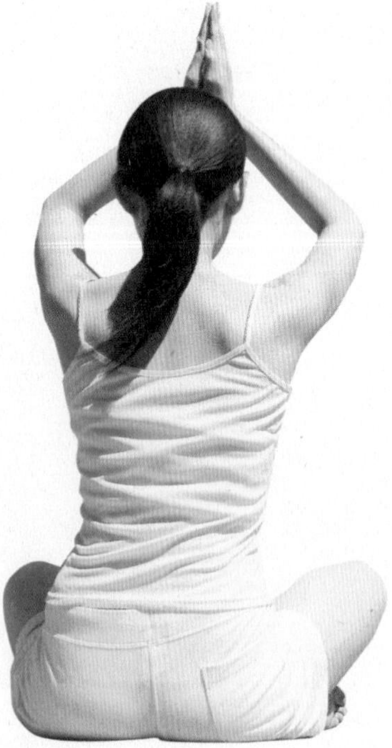

堪重負。交通太發達，通訊太便利，一切都快速化的發展，但身體前進的同時，我們的靈魂卻漸漸地落後了。

其實，每個人的心裡都有一座祕密花園，大多數時我們的腳步過於迅速，行跡過於匆匆，錯過了許多美麗的風景。但我們的心靈是需要關心的，沒有足夠的呵護，祕密花園就算草木繁盛，也會變成不毛之地。冥想正是提供我們一個貼近心靈的機會，讓我們可以認真地傾聽自己心中的聲音。生活中有許多不盡如人意的地方，我們無法改變，卻可以通過調整心靈來積極面對。

我記得，在沒有接觸冥想時，因為工作忙，壓力又大，每天深夜回家，整個人就像一把被抽掉傘骨的傘，軟塌塌地沒有力氣，睡眠時間越來越少，品質更是不好，久而久之，身體和心靈都傳來危機訊號。

後來，因為一個機緣巧合的機會接觸了冥想，我抱著試試看的態度堅持了一段時間，驚訝地感覺到竟真的有效果，冥想前，那種身體的疲乏和內心的倦怠，一直困擾著我的煩擾忽然變得不再那麼沉重，它們似乎從我心裡消失了！

之後，深度冥想就成為我生活中最快樂的一件事。當然，並不是冥想本身脫離現實讓我快樂，而是透過冥想體驗到的生命實相、靈魂靜修，越來越讓我感受到久違的愉悅。

內心變得通明了，我漸漸地體悟到，冥想就像打通自我的門，開啟一條通往覺醒的路徑，

讓都市群落中的我們，在擁擠的人潮中也能夠擁有澄澈的心靈淨土，靜靜地修養身心。

格式化你的精神

當我沉浸在冥想中，能夠很奇妙地感覺到一種自己跟自己的溝通和對話，我內在的意識和身體的感官重新對接，產生暢通無阻的鏈結，讓我能夠更敏銳地感知外在世界，也撫慰內在精神。

心理學家榮格說，在東方人的沉潛文化中，人們經由冥想向內追尋，認為最好的神性潛藏在一切事物或人的內在層面。冥想就像是我們身體和精神的一座橋樑，鏈結了外界與內部，是我們由外而內地走向精神層面、挖掘和追求靈性的必經之路。

在冥想的過程中，我試著慢慢地調整著自己的心態，尋找身心的契合。那種感覺，類似浸在水底的狀態，閉著眼睛進入黑暗，但其實我一直有視覺，能看到透過雙眼進入視線的各種光芒。

一開始，我聽得見窗外的車水馬龍，聽得見樹梢知了聒噪的叫聲，意識在隨著光一點一點勻速移動，我似乎是靜止的，又似乎是在前進。漸漸的，所有外界的聲音似乎都消失了，在那一瞬間，我忽然感覺到強烈的號召，那就是我的精神在召喚我的身體，它們找到了溝通。

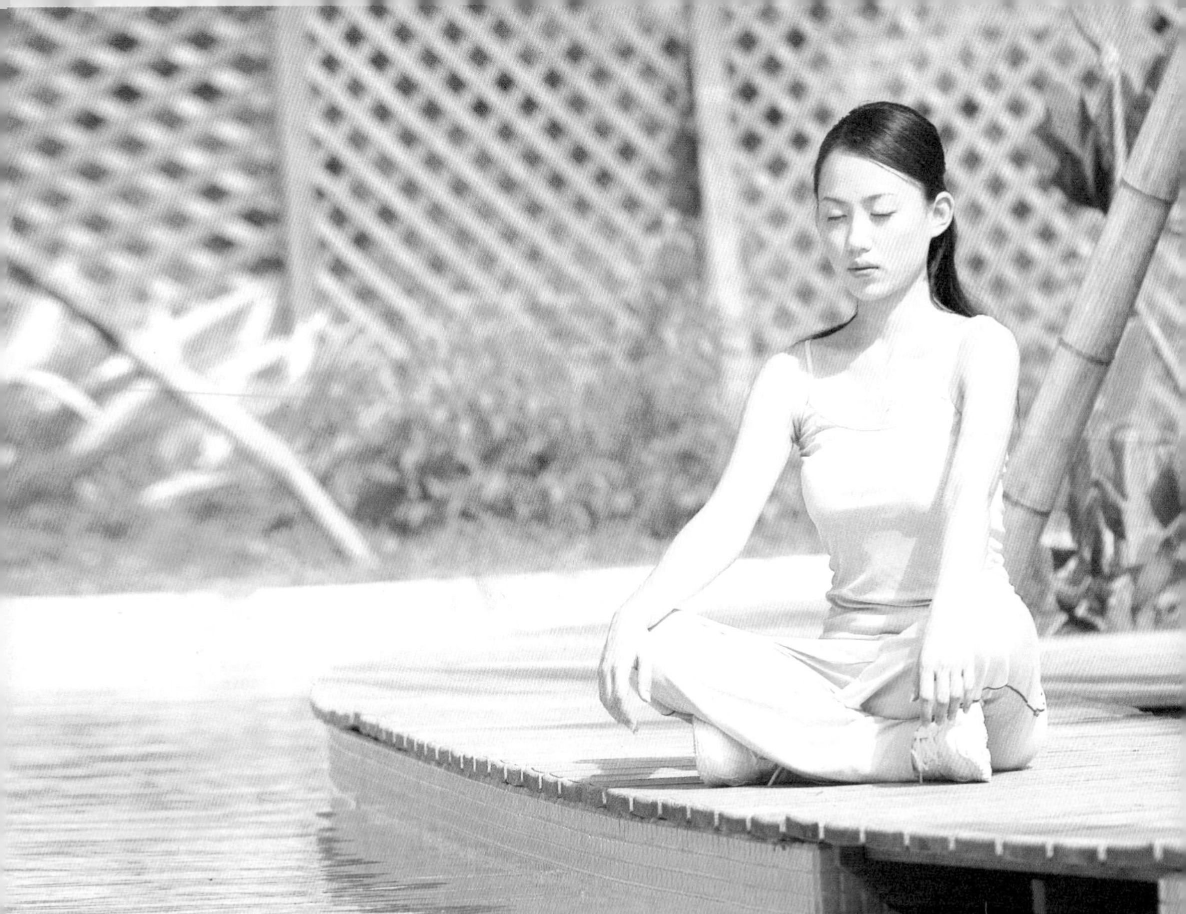

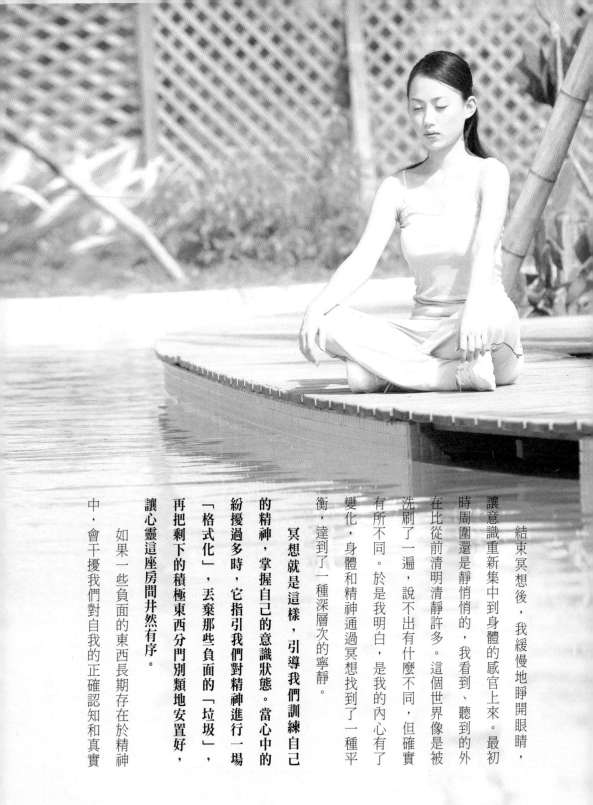

結束冥想後，我緩慢地睜開眼睛，讓意識重新集中到身體的感官上來。最初時周圍還是靜悄悄的，我看到、聽到的外在比從前清明清靜許多。這個世界像是被洗刷了一遍，說不出有什麼不同，但確實有所不同。於是我明白，是我的內心有了變化，身體和精神通過冥想找到了一種平衡，達到了一種深層次的寧靜。

冥想就是這樣，引導我們訓練自己的精神，掌握自己的意識狀態。當心中的紛擾過多時，它指引我們對精神進行一場「格式化」，丟棄那些負面的「垃圾」，再把剩下的積極東西分門別類地安置好，讓心靈這座房間井然有序。

如果一些負面的東西長期存在於精神中，會干擾我們對自我的正確認知和真實感覺，冥想可以幫助我們有效地控制心靈的紛擾和情緒的騷動，同時為意識、冷靜、平和等正面情緒開路，它讓精神平復下來，強大起來，生活變得更好。

美化心靈的境界

進行冥想時，我清楚地感覺到，知性和理性的進程漸漸放緩了，身心得到徹底的輕鬆和釋放。我喜歡在腦海中設想出各種美好的圖景：無垠的草原，空曠的荒漠，無邊的大海或者幽深的森林，哪怕只是一朵平常的小花，都會顯得很有藝術感。

透過冥想，能讓我們看到生活中很少見到的美景，我們專注感知生命的每一個瞬間，從而達到情致淡遠、物我化一的心境，那是一種舒適而美好的體驗。

進入冥想後，我們大腦中的自律神經呈現活絡狀態，達到一種「無我之境」。這種感覺就像陶淵明置身人境塵寰，卻沒有受到喧囂與騷動的困擾，因為「心遠地自偏」。冥想讓我們擁有坦蕩平和的胸襟，不以塵俗為念，回歸真的性情，所以它是一種難得的境界，更是一種藝術。

它讓人充滿舒適和愉悅，保持最本真的狀態，叩響通往心靈境界的門。

舒緩身心的疲憊

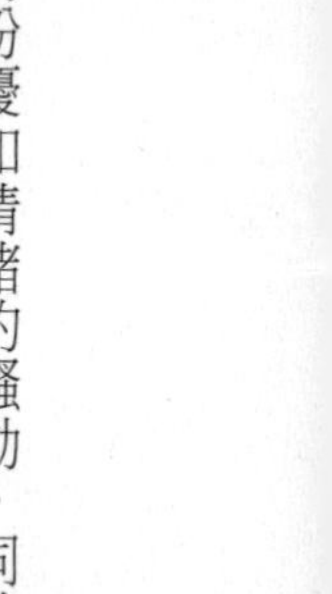

許多研究都顯示，冥想具有多重效果，可以緩解疼痛、抑制焦慮、改善睡眠甚至美容養顏。

其實，很多身體上的疲憊，緣於精神上的懈怠和心靈上的不健康。冥想能讓你舒緩身心，它是休憩也是治療，是對自己的呵護。

我們的心靈裡，或多或少都存在一些束縛，阻礙和身體的溝通。有一段時間，因為長期的身心壓力得不到緩解，我的視覺開始出現問題，我意識自己一直在對身體做無意義的消耗，而身體的消耗直接影響到心靈。心靈裡的魔障又反過來禁錮著我的身體，形成一個惡性的循環。

堅持冥想一段時間之後，我的身心得到舒緩，心理的負擔逐漸放下，身體上的問題也奇蹟般地迎刃而解，再沒有什麼能阻礙我清晰地看外在世界。

我喜歡冥想，因為它形式多樣，操作簡單又經濟適用，不會消耗過多的物力、財力、體力和時間。與那些副作用大過療效的保健品，或者三天打魚兩天曬網的健身課相比，它的成效高得多。

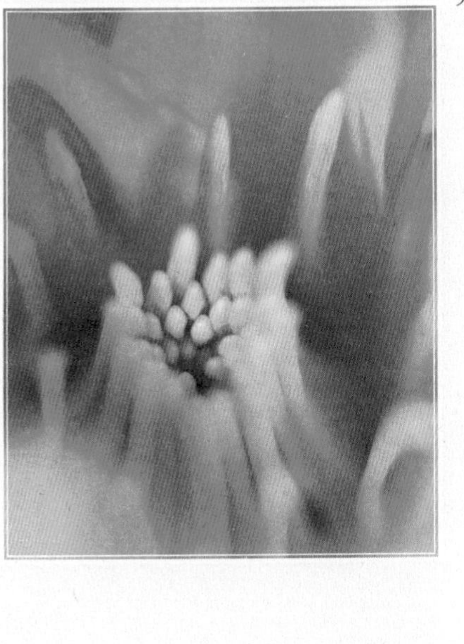

超越信仰的心靈養生術

我和朋友分享我的冥想經歷，她很困惑地說：「從來沒聽說你也有宗教信仰。」我搖頭。說起冥想，很多朋友都會覺得它是一種宗教，甚至覺得是迷信，其實並不然。

冥想是一種古老的心智整合術，最初的起源是佛教的禪坐。所以，冥想曾一度被稱為「跏趺坐上的神遊」，並被視為一種神祕莫測的靈修方式。「冥想」兩個字源自梵文，在漢字裡的意思是「閉著眼睛進行深思」。

很多有經驗的佛學大師會用非凡的冥想技巧引導思想。他們吸取佛教長達幾千年的心理技能精華，審慎地關注自己心靈內部的活動，規避那種常常誤導我們的感情騷動和言行衝動，同時也為「冷靜」、「同情」和「喜悅之情」等正面情緒開闢新通路。

從某方面來說，冥想有一定程度上的靈修性質。冥想是帶著主觀意念讓內在以平靜為基礎去達到某種目的，跟佛教教義有共通性。然而，它本身卻並不是宗教。

承襲宗教，卻不是宗教

隨著時代的發展，冥想這個詞的使用範圍擴大，也越來越被人們知曉，漸漸成為一種流行

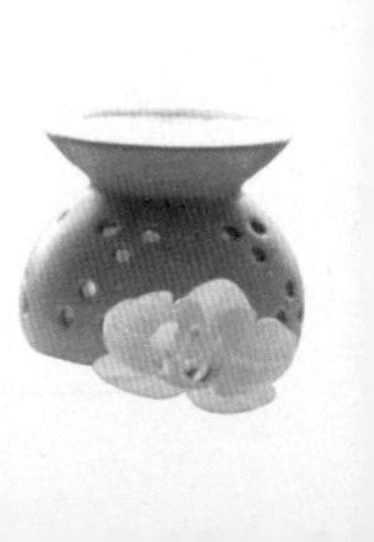

而時尚的修身養性方式。這種狀況的出現，有很大的原因就是瑜伽的流行。瑜伽中的冥想在中西方都越來越被推崇，它具有祛除疾病、減輕壓力、舒緩身心、修身養顏、減肥瘦身等功效。

現代人從心理、生理等方面的科學研究入手，對冥想這一古老的修行方式進行了全新的理解與運用，而使我們每一個人都可以有效地使用冥想，控制自己的情緒和情感，提高認知和思維能力，讓身體愉悅，心靈平和。

宗教的冥想則更趨向於一些更高的層次，如打通脈輪、修煉定力、達到某些教派特有的目的。冥想的神祕色彩漸漸褪去，而今我們所說的冥想，是指停止理性意識對外的一切活動後達到忘我之境的一種身心狀態。在這種忘我之境中，潛在的意識更加敏銳和活躍，也更加貼近最真實的自我，從而指引我們把身心調節到最好的狀態。

冥想的現在形式也不再拘泥於最初的禪修、瑜伽、氣功等，而有多樣的達成路徑，有靜坐的冥想，也有漫步的冥想，還有歌唱的冥想、舞蹈的冥想等等。

簡單易操作的多形式冥想

有一些冥想簡單而易於操作。比如，你在聽音樂時，讓身心放鬆，出神地想像著一些美好畫面，讓情緒在自由中游走，讓身體肆意放鬆，這是種冥想；再比如，你在和煦的陽光中閉眼，放空思緒，靜靜地設想自己的疼痛減緩、壓力釋放，這也算簡單療癒冥想。

現代冥想的方法不勝枚舉，並不高深也不艱難，沒有想像中複雜。我們可以根據自己的情況，選擇最合適的冥想方式。凡是能夠達到我們所說的「無我之境」的方式，都可以成為冥想的一種形式。不過，到底哪一種是適合自己的冥想法，只能靠自己判斷作出選擇。

在充滿緊張和壓力的現代社會，身心疲憊的人們無不在尋找獲取身心平和寧靜的方法，渴望擁有一種參透和解決一切生命問題的智慧，保持心靈的健康寧靜。用冥想的方式，我們可以有效地收取心靈資訊，更加瞭解自己身心，從而得以改變自身狀態，達到平衡與和諧。

沉重的學習和工作讓我們承受了太多負擔，透支了體力和心力，得不到緩解。因為許多條件的限制，讓我們的休閒養身方式有限，冥想似乎是唯一不受時間、地點和金錢等外在因素限制的「運動」。

冥想這種方式，綠色、休閒、易操作，才被眾多不同年齡層的現代人青睞，成為一場全民時尚。無論我們的人生身處力爭上游的快跑階段，還是減速慢行的徬徨時刻，唯有隨時關照內心狀態，才能坦然地面對生活中各種狀況。

冥想給我們一條提升自我的省察力量，驅除心靈的紛雜，從而迫近內心真相的最佳途徑，它是從宗教中抽離出來的修身養性良方。堅持正確的冥想，我們的生活狀態會有奇蹟一般的變化。

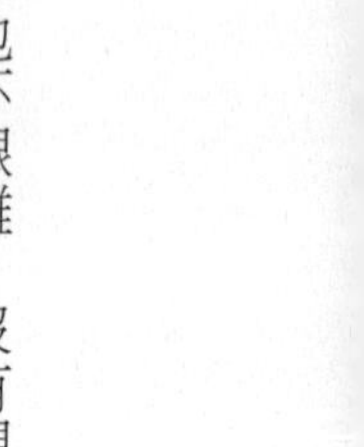

冥想不是宗教更不是超能力，每個人都可以通過冥想創造專屬自己的奇蹟。很多沒有宗教信仰的人，都喜歡和習慣用冥想調節自己的身心狀態，並有不錯的效果。不管你是何種信仰，都可以參與到冥想中來，它真的可以帶給你許多意想不到的變化。

放鬆你的大腦與身體

經常有朋友抱怨生活太忙碌，每天做重複同樣的工作，下班就看電視、做家事，似乎大腦已經形同虛設，缺乏活力，沒有了思想，也沒有了想像。你是否也有這樣的感覺，每天結束時，都說不出自己都做了什麼，卻感覺又累又疲乏？

那其實是因為你的大腦和身體協調互動出了問題。我們過於關注外界的同時，太忽略自己的大腦了，你慢慢覺得，身體似乎並不是由大腦所支配，而是在程式化地做一些事情，就像一台機器，生活也變得越來越乏善可陳。

是繼續還是改變？你甘心一直這樣生活下去，讓自己在完全沒有色彩的世界裡，日復一日地消耗著生命？當你漸漸老去，生活還是一成不變，當有人問你：「你的一生是否是快樂而滿足時？」你是否能給出一個令自己滿意而自豪的答案？也許你會腦袋裡一片渾噩，講不出自己的一生是如何度過。

從現在開始，努力地改變自己吧！給自己一個豐富的內心世界並沒有那麼難。

關切大腦是冥想第一步

學會關切自己的大腦吧！讓它來引導我們的身體。現在跟著我，慢慢地放鬆自己，然後把眼睛閉上，靜靜地體會這個過程。在你的頭腦中產生了一個想法，它指向你身體的某處並發出資訊。

大腦會根據你的自我價值感來接受和排斥一個資訊，呈現在身體上，就是執行與否。如果傳達的資訊是以健康和成長為基調，大腦就會接受並引導身體執行。如果感覺不夠安全，威脅到大腦，不允許接受這個建議，身體也就不會有反應。

比如說，我讓你閉上眼睛這一個訊息，就是大腦經過篩選之後，對你的身體發出訊號。大腦告訴你，這個訊息是善意的，不會對你造成危害，所以你的身體執行了，你慢慢的閉上了眼睛，開始審視自己的心。

如果我告訴你的是一個會叫你不安的訊息，讓你閉上眼睛走路，大腦分析後，會告訴你這個訊號存在著一定的危險性，你可能會摔倒，可能會把東西撞翻，你的身體會接受大腦的決定，不會聽從我的訊息，真的閉上眼睛走路。

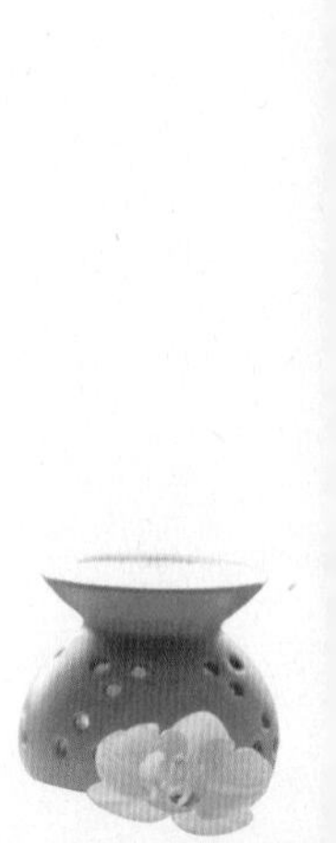

生活中，我們遇到的各種來源自外界的刺激、訊息，都是通過大腦與身體之間的這種互動步驟完成。大腦接受並發出訊號，而身體根據大腦的判斷來執行。同時，大腦對身體的執行效果還會作出及時的回饋。

我們的頭腦與身體、生理、情感和智力之間存在著精妙複雜的關係。大腦在這個「團隊」裡，就好像扮演著一個守門員的角色，接受或排斥著來自外界的資訊。所以，我們應當訓練出一個「最棒」的大腦，知道應該接受哪些、排斥哪些。

搭起大腦與身體的橋樑

大腦也是需要呵護的。運用所有的關於放鬆的知識，進入到我們的內在，在全身上下考察，尋找小小的不適並放鬆下來。我們可以放鬆頭腦，並給自己一些正面的鼓勵和肯定，同時刻意去抵制和消除那些消極而悲觀的東西。

請告訴自己，「我」是生命力的體現，「我」的本質是純淨的，根基是純粹的。但我們當中的許多人，在生活中，漸漸否認了本性的美好、聰慧、樂觀和善良，現在，我們可以召回並堅信這一切，這是關乎自己的真相。

我們是完美的存在，有不斷學習和瞭解事物的能力，從而讓大腦和身體更和諧。不見得總要捨棄一切東西才能吸收新的東西，我們可以通過添加來豐富自己，在已有的基礎上進行補充。不斷添加新的東西並且使用它們，我們的人生會在不知不覺中，日漸充實起來。

大腦和我們的靈性一樣，如果缺乏運用，它就會慢慢地萎縮；運用，才是保持大腦靈性的有效方法。在大腦和身體之間，建立一個可以迅速互動的橋樑，讓它們親密地合作，而不是隔著一道河，遙遙相望。冥想就是那座橋，讓你的身體和大腦，可以暢通無阻地進行溝通合作。

冥想，可以讓心緒漸漸平靜下來，讓意識聽聽大腦的聲音，尤其是掌管思維能力的右腦，想像力、創造力和靈感，就會源源不斷地湧出來，對世界的判斷力、理解力也會有所提升，與此同時，身心都會呈現出安定、心曠神怡的感覺。

想像，自在的延伸

有一天，我帶鄰家的小朋友豆豆去植物園玩。那裡有一株百年榕樹，樹幹非常粗，幾個人手牽手都抱不過來。因為之前就來過，我對它並沒有太多的驚訝，只是身邊的豆豆忽然抓緊我的手，我甚至能感覺到他的手心因為興奮而滲出的汗珠，他用稚嫩清新的童音大聲地叫了起來：「這株樹好胖啊，一定吃了很多有營養的東西！」

旁邊路過的大人聽了，都哈哈大笑起來。樹木好「胖」，恐怕只有小孩子的腦袋能有這麼神奇而精彩的形容詞。我開始暗自為自己汗顏，一直以來都以撰文維生，從最初的新鮮和喜悅

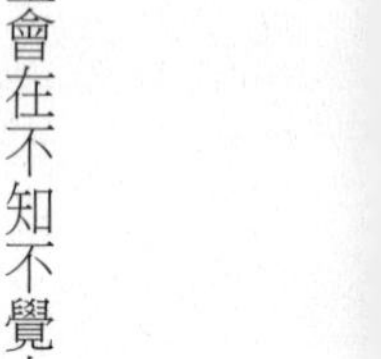

到後來的麻木枯竭，寫作變得越來越艱難。我發現自己再也寫不出讓自己滿意的文字，缺乏靈性，沒有活力。那樣的作品與機械化流水線上生產出來的千篇一律的產品有什麼區別？也許，應該試著返回童心。

修繕內心的房子

童年的世界總是美麗繽紛的，任何一件在大人眼裡看來平凡的事物，到了孩子的眼裡卻很有吸引力。長大以後，那些動輒驚喜的日子，彷彿已經在腦海裡漸行漸遠。現代社會的我們缺乏靈感和想像力。這兩件「寶貝」，我們都曾經擁有過，只是在後來忙碌而機械的生活中，漸漸地消失。

我們的日子像影印機一樣，毫無驚喜。重複，是想像和靈感最有力的扼殺者，漸漸地你發現，心中那些靈動的想法和主意在不知不覺中消失了。你上班時處理著同樣的事情，下班沿著同一條路走回家，去同一個超市採購，做重複的幾種菜式。你慣於按部就班，拒絕進行新的嘗試，認為費時費力，還要擔著一定的風險。

偶爾，你也會不甘心地告訴自己，生活似乎不應該是這樣的，平靜如一灘死水，沒有任何波瀾。很希望遇到一個轉機，可是又害怕變故，害怕生活的規律被打破讓自己措手不及，就這樣在矛盾中蹉跎著一日又一日，生活還是一成不變地度過。

你或許覺得，想像疲乏、靈感枯竭是因為生活太枯燥，所以心裡很空、幾近荒蕪。其實也許並不是那樣，恰恰相反，你的心裡有太多吵雜的想法，才把想像與靈感擠得無處遁形，只好將它們打包捆綁，封鎖到心中的某一個角落，無法再發揮作用。

如果把想像和靈感比作一件工具，你一直不用，它就會慢慢地陳舊、生銹，慢慢地失去效用。當你需要它時，才發現它已經因為長期的廢置而無法再使用了。

冥想就像給自己一個機會，認真修繕一下這件久久不用的工具，給它添加潤滑油，再栓緊螺絲，讓它重新開始發揮效用。當你意識到想像和靈感的重要性，並試圖通過冥想開啟它時，就已經在輕輕地貼近自己的心靈，呵護與關愛它。

你在重新開啟那些久違的世界，動用自己許久不曾碰過的靈性。透過冥想，你可以整理一下自己心裡的那間「房子」，讓它井然有序，每一件「傢俱」都可以發揮自己的用處，不要因為閒置而落上厚厚的灰塵。

只有把心裡打掃乾淨，想像、靈感，以及那些充滿生機的感性思維，才會有條不紊地啟動起來，讓你的心裡忽然變一個樣子。心不是機械化工廠，而是一處富有創造力的工作坊，為自己加工一個怎樣的世界，全由你自己來做主和決定，也由你自己來動手創造。

靈感在內心湧現

世界需要想像，我們需要靈感，有創造力的人無論置身何處，都可以給自己精彩的生活。一個心裡「色盲」的人，無法看到世界的色彩；心裡有什麼，眼睛看到的就是什麼，心裡有想像和靈感，我們就能從雙眼所及的一切角落裡，尋找出美麗和生動。

冥想的過程同樣需要想像和靈感，當你坐定，閉上眼睛開始調整自己呼吸時，你可以想像自己坐在一片廣闊而濕潤的草原，也可以用靈感把自己帶到潺潺的小溪邊，在那個冥想的世界裡，風是帶了香氣的，水是有生命力的，連呼吸都是彩色的。我們像是回到小時候的世界，世界色彩斑斕，豐富多彩，不再是那個鋼筋水泥裏成的現實。

世界從來不缺乏美，只是你已經讓一些塵埃蒙上了眼睛。在冥想中把心沉澱下去，讓想像與靈感慢慢地生動起來，其實大人的世界裡也可以有童話。在那裡，樹木很胖，鮮花很美，萬事萬物都充滿精彩。

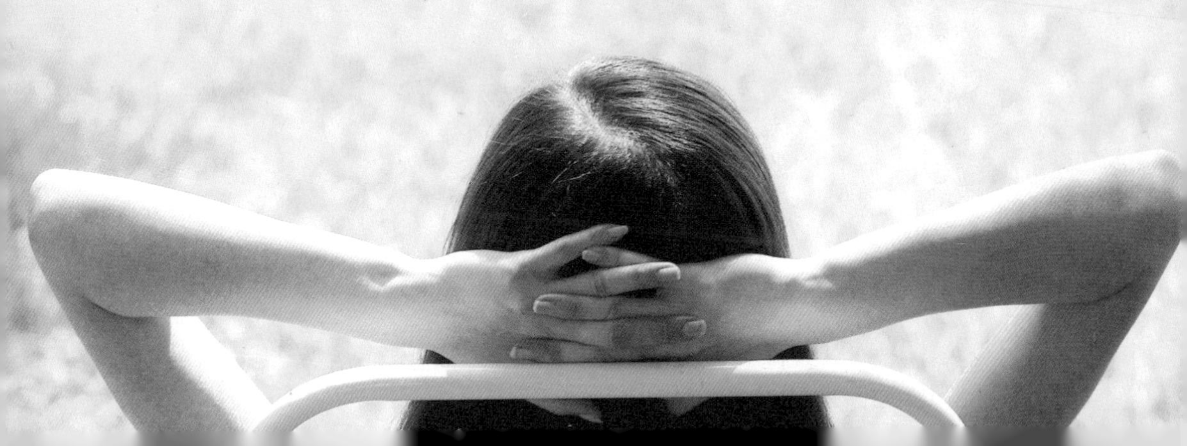

建立積極的設想

想像，是栽培行為的土壤。我們的許多行為是由想像揭開序幕，別的不說，單說那些飛機、輪船、電話……哪一件現代工具一開始不是起源於想像？有了想像，再有意識地利用想像的內容，通過一些嘗試來投射到現實中，就可以迅速地改變世界。

這些都是主動性想像的例證，不束縛於已有經驗中，為自己的想像設立一個新的參考點，並創造新的視野、通往新的現實。想像似乎是創新的必經之路，在發明家與藝術家身上體現的尤為深刻。每一件創新品的出現，都打破人們常規的想像，才有石破天驚的效果。

主動性的想像，特徵是改變與創新，這是一種積極的力量。

主動性想像是創新的由來

舉個例子，第一個把女人比作玫瑰花的人是天才，第二個也算獨特，但後來有了第三個、第無數個，因循成為一種固定的思維，就不再有任何的新鮮感了。一個作家如果在作品中這樣寫，可能不會再有人對這個筆下的女人有驚豔的感覺。有些試圖創新的人會小心翼翼地改良，把女人比作百合花、含羞草，新鮮是新鮮，但是沒有脫離原本的套路。

這時若有人獨具匠心地把女人比作書，一本耐讀又值得典藏的好書，讀者看了就會眼前一

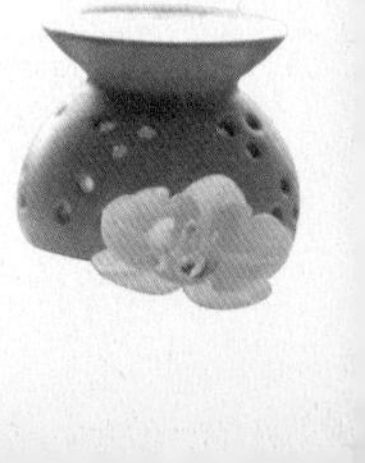

亮，被這個獨特的比喻及意象吸引。在日常的生活中，我們應該鍛鍊自己的想像力，不要拘泥於常規，並勇於打破。在冥想時，我們不指望自己能積極地想像出一種新的創造（比如一件驚人的發明）——這似乎是不可能的，當然，也不排除可能存在著突然的靈光一閃，就有了創新的靈感。

那就動用想像，給自己設想一個完美的生活吧！這種生活跟你的現實截然不同，它自由而舒適，有相親相愛的人與你在一起，沒有傷害，也沒有任何壓力，它是你心靈裡的一方世外桃源……慢慢地建造一個框架，把你想要的生活細節都添加進去。

當你冥想時，就想像自己置身於這個完美世界裡，心情舒暢而喜悅。你能感覺到積極的想像力越來越強大，設想的世界越來越清晰，你似乎擺脫了生活固有的框架，能量在你的體內自由地流動，你感覺到自己進入到自然和諧的狀態中。

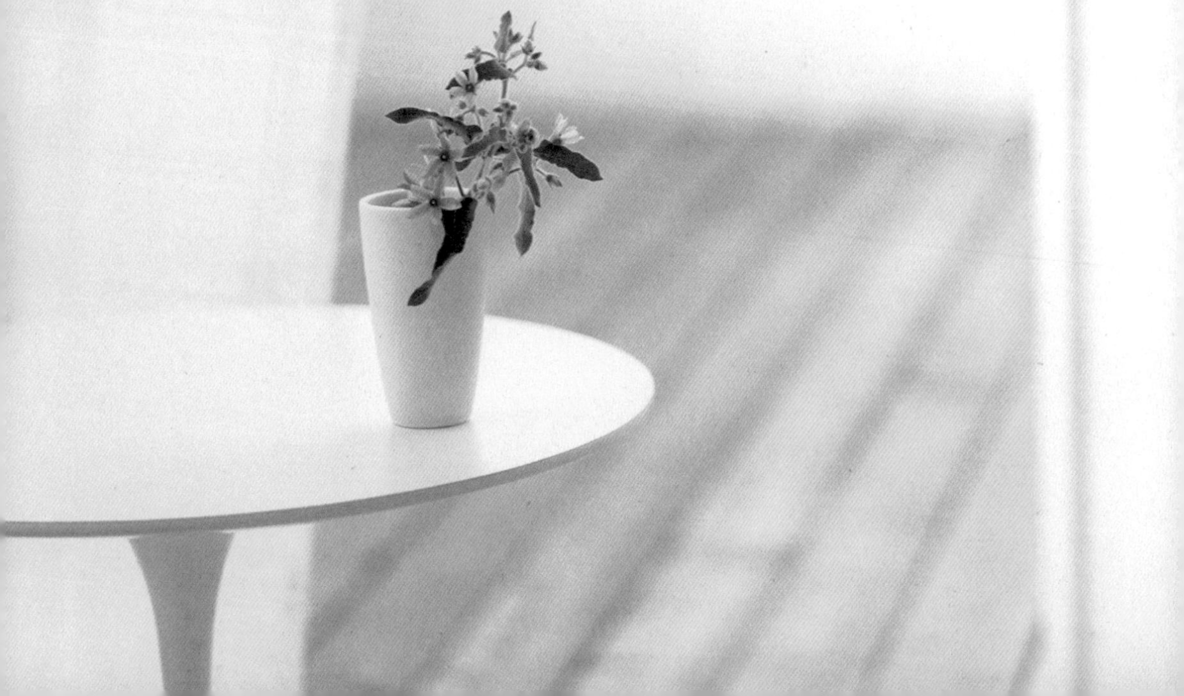

消除你的消極性想像

想像也有消極性的，就像我們小時候總是在腦海裡虛構出一些張牙舞爪的妖怪，自己嚇唬自己。消極性想像並非你主動而有意識地創造出來，它似乎以一個難題的形式出現在你的冥想裡。有時它以噩夢的形式深入你的夢裡，讓你醒來後依然有揮之難去的恐懼和不安。

有的朋友說，冥想時，眼前經常會出現陰森森的黑洞，看起來幽深叵測，而且有呼呼的風聲，似乎要把人捲過去，叫人想立即逃開，躲得遠遠的。其實，這些幻想來自我們意識裡的想像，來自我們內心裡的恐懼。

你或許也會察覺到，那是內心不安全感在想像中的投射。黑洞，是恐懼感的化身；而妖怪是心裡那些不安的聲音。它們是在用另一種方式告訴你，前面有危險，不要靠近。

我們的內心裡存在這一些負面感覺，阻礙著我們的思維和想像，比如膽怯、畏懼等。當我們沉浸冥想時，不再受理智的控制，又潛入到意識深層，因而那些負面的能量就趁虛而入，以一種消極想像的方式投射出來。冥想中，有人看到過懸崖，也有人看過使人恐懼的妖怪，這些都是因為內心裡的負面因素在作祟。

應該如何應對這種負面性的想像呢？你首先應該具備這樣的一種覺悟：冥想中你所看到的「幻想」，都是你自身的投影，並沒有什麼可怕的。你看到一些古怪的東西，應該值得慶幸，這說明你已經發覺到自己的內心裡有一些角落出現問題，應該積極地去治癒。我們學習冥想不

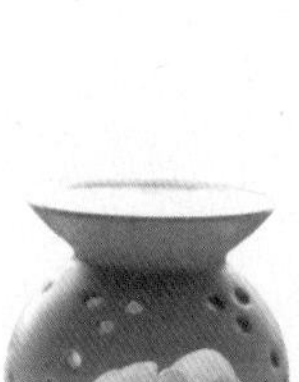

正是為了找出問題然後解決嗎？

就用主動的想像做出積極的設想，治療消極的想像吧！想像你有無限的能力，足以戰勝所有的陰霾，在黑洞面前，你有能力屹立不動；在懸崖面前，你不會失足落下；在妖怪面前，你有源自心靈神聖的光，讓它們不敢靠近——是它們懼怕你，而不是你在害怕著它們。

負面能量的存在，可能源於你生活中一些負面的體驗，也可能是先天的一種畏懼和閉鎖，它們不僅禁錮著你的冥想進程，還影響著你的生活狀態，而冥想是療癒的過程。給自己建立一些積極的設想，由此來對抗那些負面的能量。

在舒適與安心的設想裡，冥想最容易有良好的效果，如果在冥想的世界裡你都感覺到危險，那便沒有辦法深入到內心潛意識中。所以，我們要多做一些主動的想像、正面的設想，將平靜融入心靈，找到生命內在的和諧力量，並漸漸驅散那些消極的想像。

積極的設想會為我們帶來生命的活力，讓我們充滿自信地面對生活，臨危不懼地應對每一份挑戰；而消極的設想卻會誇大遇到的挑戰，貶低自己的實力，甚至在沒有危險時，也通過想像製造一些危險，干擾你的判斷，阻撓你前進的腳步。

所以，為了更美好的生活，請發揮積極正面的想像力吧！它將像一束溫暖的陽光那樣照進你的冥想世界和現實世界裡，為你帶來意想不到的變化。

嶄新思考・全新生活

與動物相比，人類的肢體構造並沒有特別優越的地方。我們的眼睛不如老鷹尖銳；我們的手掌不如虎豹鋒利；我們的雙腳也追不上麋鹿羚羊的腳步。僅僅憑藉這些平常的器官，莫說是征服自然，就是自身的生存也沒那麼簡單。

開發潛在本性

我們的神奇力量來自頭腦，來自頭腦裡獨有的思維能力。我們的每一種行動、每一種進步，都與思維能力息息相關，如果沒有它，我們幾乎無法在這個世界生存。對外，思維能力讓我們利用外界的力量，為自己爭取良好的環境；對內，思維能力能讓我們積極進取，變成一個更好的自己。

在人的本性中，存在著一股強烈的傾向，希望能把自己徹底變成想像中的樣子。這種傾向鼓勵我們向著那個方向發展，如果能夠持續地給予動力，就能驅使我們不斷地進步。

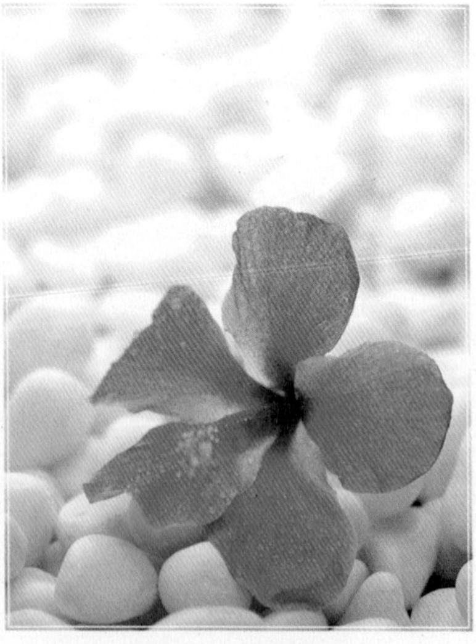

這就是我說的思維的力量。思想，是可以決定命運的，把我們的渴望和思想具體化、形象化，心裡有所想，行為就跟上，就能從中獲得不斷向前的力量。

思維是一種潛在的能量，它可以把你分別帶入及帶出一種狀況，你可以隨意而思，也可以擺脫環境而想。思維可以使你快樂，也可以使你痛苦，它一直左右著你的境遇。思維的力量，遠遠比你想像中還要強大。冥想，就是開發那些潛在的、尚未被完全使用的思維能力。思維能力需要維護和練習的，而不是塵封起來。

許多人的思維能力在退化，因為太久沒有獲得合理的應用和開放，而漸漸失去部分效力。你會覺得，自己的腦子越來越「木」，心緒越來越「痲」，缺乏那些靈動的思考，心境和生活都變得沒有色彩。

冥想擦亮你心裡的鏡子。在冥想中做到心無雜念，如果有什麼念頭鑽進你的頭腦裡，要有意識地將它趕出去，多練習幾次，你就能夠學會如何排除所有的雜念，進入到真正的自己。這個過程同樣也是一種思維的訓練，你能接觸到最本質的自己，現實中那些吵雜的想法都被清理出去，變得心如明鏡。

擁有積極的力量

冥想可以開發積極的思維力量，消除負面的情緒，調節神經、身心狀態，從而達到自我修護和完善。人的思維就好比一個電腦系統，一開始運作得很快，但在使用的過程中，難免會出現系統漏洞，使運作速度減慢，冥想，如同給這台「電腦」重裝一些系統，修補漏洞，清理軟體，讓系統完好如初，可以重新以好的速度運作起來。

一台系統優良的的電腦會讓你覺得愉快而方便，而一台系統糟糕的電腦，卻會讓你惱火不堪。人腦的思維能力也是這樣的道理，也會遇到問題，也會呆滯緩慢，只有定期的檢查和維護才能發揮最大的力量。冥想就好比給我們的思維做了一場檢查和維護，發現哪裡出現問題，並積極地去解決。

冥想開始時，思維會告訴你，採用如何的坐姿，應該如何呼吸，如何慢慢的引導著自己的身體進入到「入靜」的狀態。這些都是思維給予你身體的積極指引。你之所以順從它的指引，是因為思維意識裡，你知道這是你需要與渴望的，會對你本身產生益處。

開發和利用思維的力量會對你產生積極的幫助，讓心境更清晰，對生命和生活有更透徹的瞭解和參悟，慢慢地，你還會找到思維的樂趣。假如一個人每天做一樣的事，像機械一樣重複同樣的經歷，甚至連思維都懶得利用，那真是一件可悲的事。

打開塵封思維力

人類歷史上，所有的發明都是源於創新，而不是單一的重複。創造力對我們的生活也有著

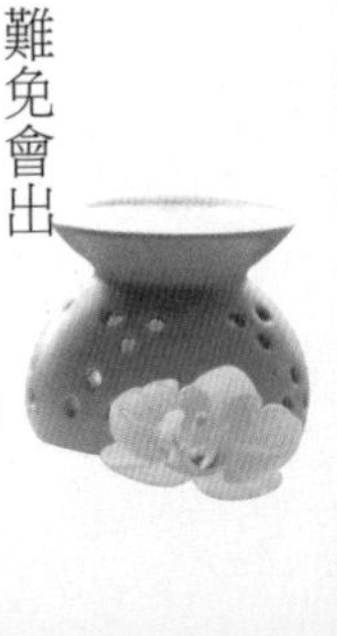

重要的意義，有創造力的生活總是豐富多姿，而單一的生活卻會叫人麻木遲鈍，漸漸失去靈動的思維，從而抵觸新的嘗試、抵觸創造力，這就像一個惡性循環。

以冥想打破這個惡性循環吧！重新啟動那些塵封的思維力。在冥想時，我下意識地告訴自己，是思維引導我這麼做，甚至引導我放棄一切的思維，只剩下一個輕盈的自己。

腦海裡的一切似乎都停止了運作，從呼吸中感覺出一股身體的流動感，很奇妙也很舒適。藉由忘記思維來

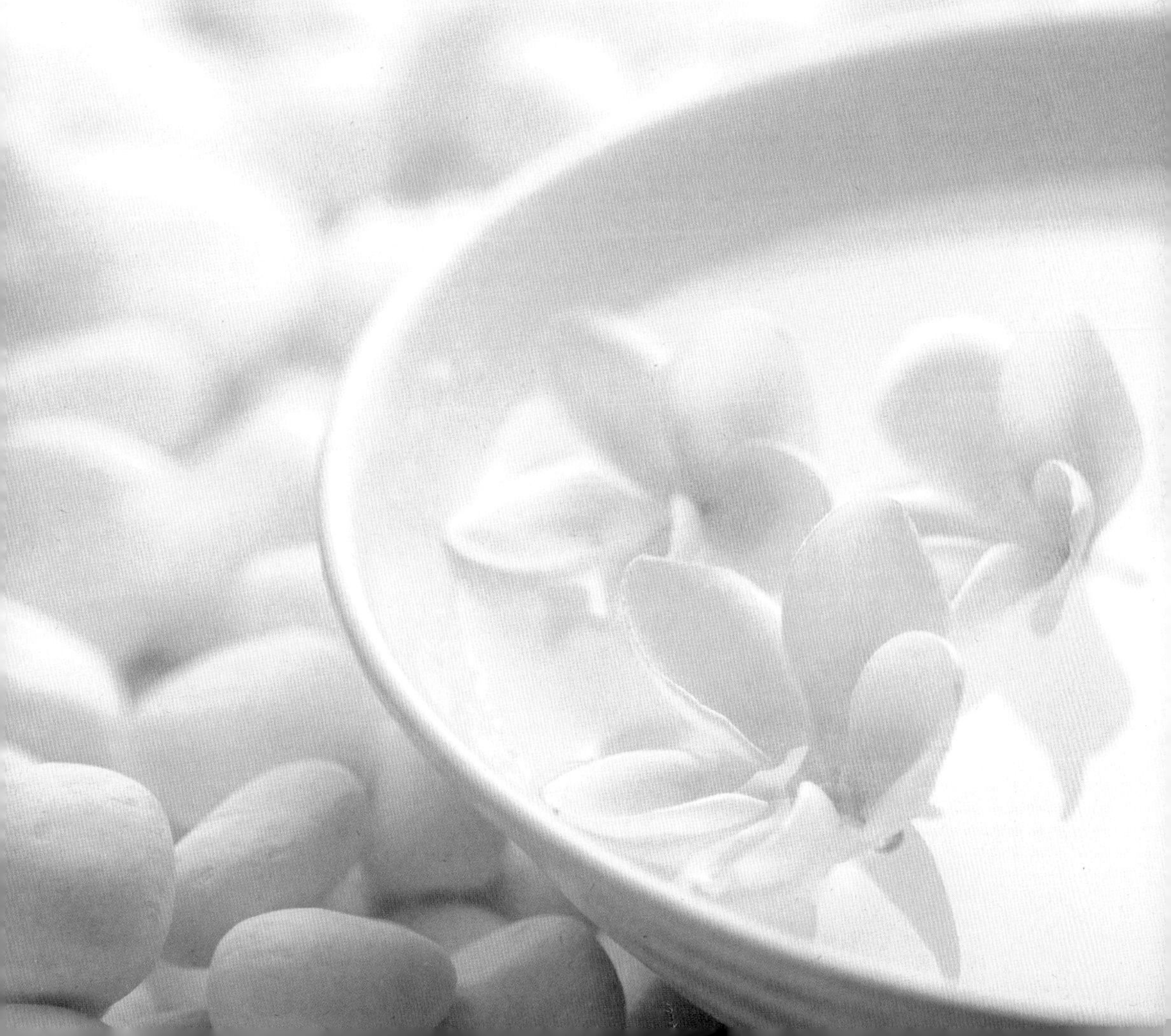

尋找思維，就像用一種奇怪的方式把自己徹底丟掉，再找回來時，已經是個新的自己。因為一同找回來的，還有平靜的心，以及被整理過後的思維力，可以發揮最大的效用。

冥想是一種平衡而專注的狀態，而不是昏沉渾噩的忘卻。我們的心靈不再因為雜念而焦慮，因而擁有了更敏銳的思維覺知。

植入及轉移深層意識

關於意識，有太多深奧的解釋了，我們不是學者也不是科學家或哲學家，沒有必要去挖掘那些高深莫測的東西。我們可以只從生活、從自我的角度來解讀意識，這對於我們來說就是足夠的。

潛入內心的對話

意識，我願意相信它是一種潛在的能量，帶有一些神秘的色彩。意識是心中所感、心中所念，它重新塑造我們通過感官獲知的資訊。比如，當我們用眼睛看到一個蘋果，用鼻子嗅到它芳香時，意識裡也同步地存在著一個蘋果。簡單地說，是你的內心、你的思維對蘋果的一種解

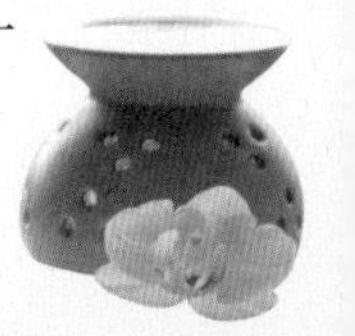

讀；是你的意識告訴你，這是一個蘋果，而不是一個香蕉或梨子。

意識可以分辨和證明一些事物，但它的作用並不局限於此，它幾乎掌管你內心的全部活動。正當你在閱讀這些文字時，意識就在緩慢地流動，引導著你理解這些意義，選擇接受或否定。

我們在這裡所說的意識是廣義上的定義，並不是思考。**冥想就是潛入內心，與心靈的一場對話，所以這必然與意識脫離不了關係。冥想時你可以慢慢地感受意識，並擴大它，把你所有感受一切都收納進來。**意識就像一團薄霧，很淡很輕。冥想時你的意識在流動，但你未必察覺得到，就像閉上眼睛感覺不到薄霧一樣。

冥想，是為你的意識找到一個平衡與動態的環境，讓它可以自由而流暢。你感覺到自己一層一層地進入更深層次的意識裡，直到抵達潛意識層面。潛意識是深藏在意識之下的巨大能量。我們的冥想正是要通過激發潛意識裡儲存的能量，從而獲取潛能，獲取進步。

你現在的生活，很大程度上是你潛意識裡的反應。如果能改變你潛意識裡的某些東西，就能改變你的生活。我們的行為、決定……許多方面都或多或少受著潛意識的影響。雖然你也許並沒有察覺，但通過改變潛意識裡的某些方面來改變我們的生活，絕對是可行的。這就像電影《盜夢空間》（Inception）裡說的那樣，沉入到夢裡，在潛意識裡植入一個思想，當你回到現實生活中時，這個思想仍然存在並且實質化，指導你的生活，影響你的決定。

為潛意識設下目標

因而，開發潛意識裡的力量是很必要的。我們透過靜坐冥想，可以有效地進行這一過程，它不僅可以改變我們的思想意識、改變我們的身心氣質，還能夠讓我們處於一種喜樂和諧的狀態，讓我們做好每一件事情。

潛意識很容易接受你一再重複的語言、畫面和想法，只要選擇一個積極的設想，並把它不斷地重複給潛意識，就有可能將它根植、定型，從而對你的生活產生積極的影響。冥想時，因為你的思維、理性是暫停工作的，你深入到內心最底層、深入到潛意識裡，那正是改變它的好時機。

把積極的設想一遍一遍地告訴它，「我要每天都快樂」、「我要幸福的生活」，潛意識會聽到你心裡的話，並漸漸地接受。這種重複可以延續到日常生活，哪怕你並不是在冥想，也可以這樣地有意無意念著想著自己設下的目標。每天都堅持，不斷地強化，你越勤快的練習，根植成功的機率就越來越大，潛意識激發你變得自信與樂觀的可能性也就越來越大。

就像我們鍛鍊肌肉一樣，需要持續地練習，有了成效之後還是需要保持，否則肌肉一定會

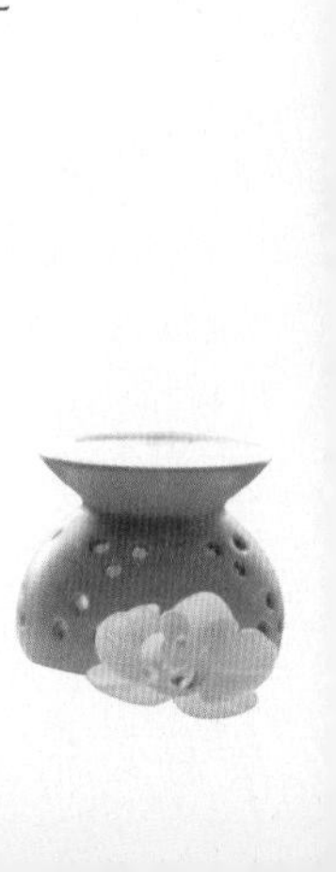

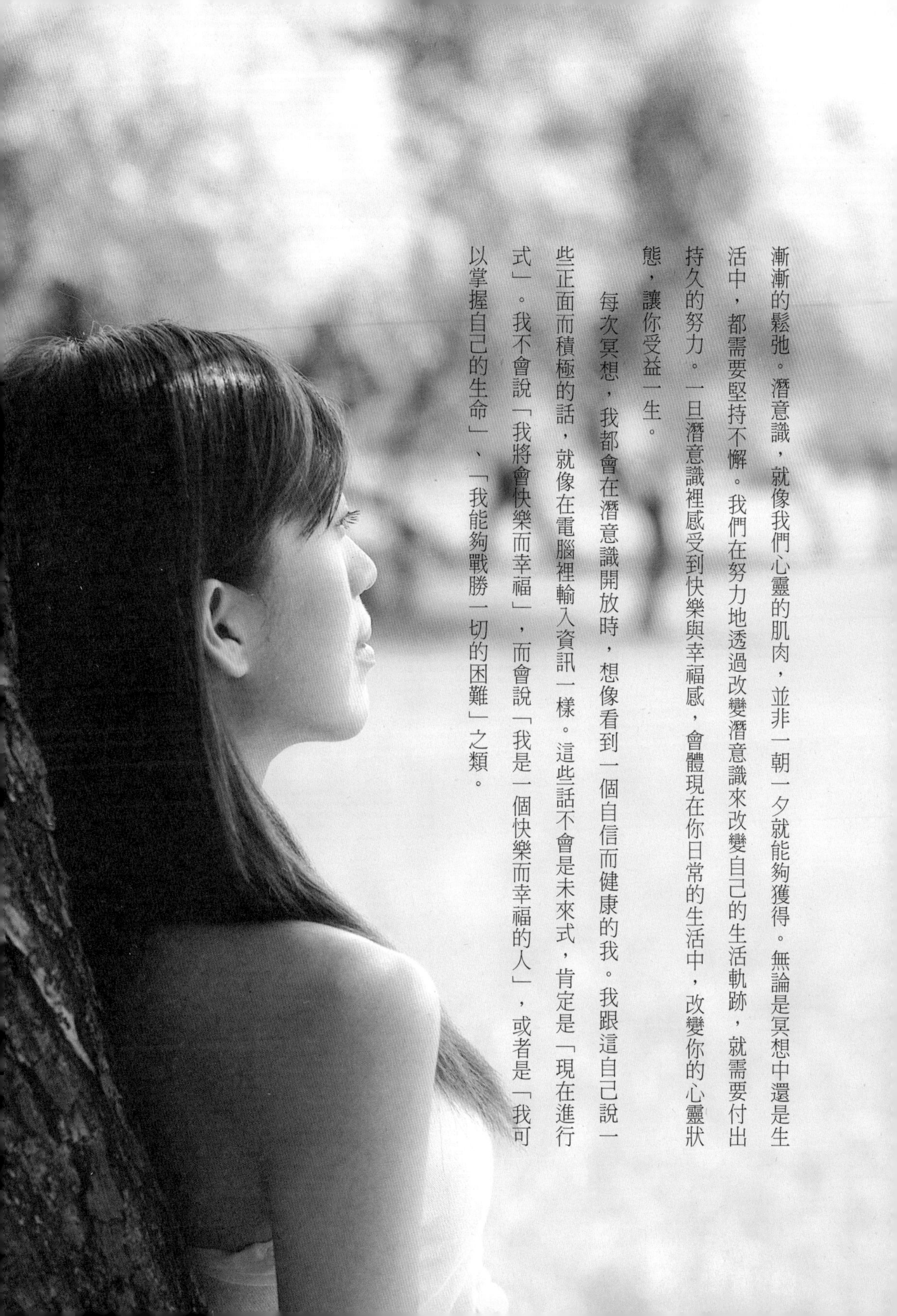

漸漸的鬆弛。潛意識，就像我們心靈的肌肉，並非一朝一夕就能夠獲得。無論是冥想中還是生活中，都需要堅持不懈。我們在努力地透過改變潛意識來改變自己的生活軌跡，就需要付出持久的努力。一旦潛意識裡感受到快樂與幸福感，會體現在你日常的生活中，改變你的心靈狀態，讓你受益一生。

每次冥想，我都會在潛意識開放時，想像看到一個自信而健康的我。我跟這自己說一些正面而積極的話，就像在電腦裡輸入資訊一樣。這些話不會是未來式，肯定是「現在進行式」。我不會說「我將會快樂而幸福」，而會說「我是一個快樂而幸福的人」，或者是「我可以掌握自己的生命」、「我能夠戰勝一切的困難」之類。

經過這些自我認可，從冥想中出來時，我總能感覺到身心的愉悅感，以及自信且樂觀的姿態，就像給自己的心靈洗了一個熱水澡，很舒服、很輕鬆。我的身體和內心都是放鬆的，那些生活裡的瑣事、煩惱都變得無足輕重，以這樣的姿態進入到睡眠，一夜香甜安詳。第二天準時醒來，我只覺得舒暢無比，充滿了活力。

意識和身體從內在上來說是一致的，但意識會反作用於身體。當我們的意識得到放鬆時，身體每一個細胞都活躍起來，相應的疲勞感自然也會得到緩解。所以說積極的態度，也從側面帶來了身體上的健康。

在我們冥想的過程中，意識是醒著的，但因為意念最終高度集中於一點上，所以可能無法察覺到意識的作用。但它其實仍然在運作，在傾聽著你的「傾訴」。平時的生活裡，因為我們關注外界的事物太多，反而沒能好好地關照自己的意識，冥想正是提供這樣的一個機會，讓我們喚醒意識裡的活力、深入到潛意識的層面、改造更好的自己，並把冥想中那種能夠平靜與樂觀的力量帶回到現實生活中去。

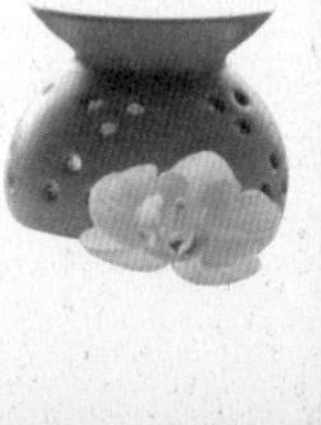

沉靜心理・淨化心靈

提起理性，我們總能想到冷靜、克制、理智等詞語。理性在生活中不可缺少，工作時尤其需要，沒有理性，處理事情時很可能會一團亂。我們需要理性，因為害怕頭腦會失去控制。我們一直用理性判斷自己的行為，就如在冥想之後，我們還是會評價過程，比如「我好像還是不夠投入」、「本來我應該能做得更好。」理性往往擁有一種「反省」與「挑剔」的力量。

解除你的理性意識

其實此時我們不必太追究理性頭腦作出的判斷，因為冥想是內心的活動歷程，沒必要非用理性的頭腦評估。你的理性頭腦已經習慣分析你的每一

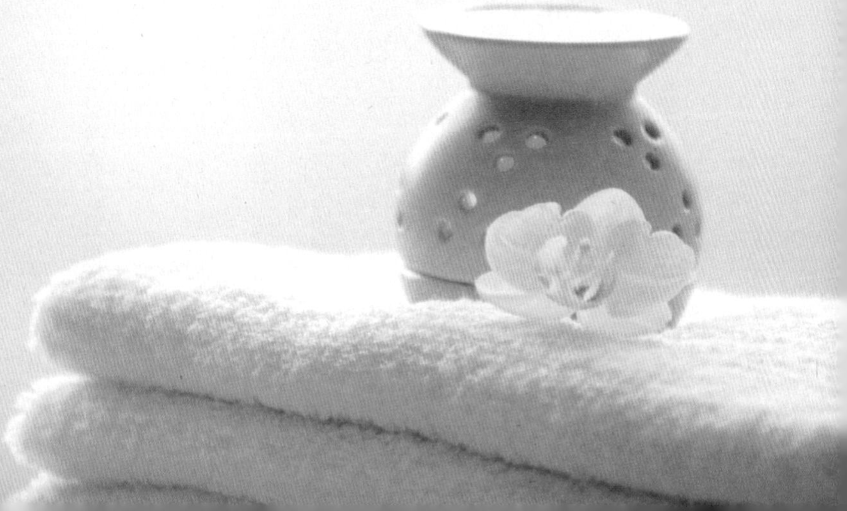

步行為，有時候還會吹毛求疵，但在冥想時，暫時停止一下，讓理性的意識歇歇腳吧。

這個世界，尤其是我們的內心，是不存在徹底的「二元對立」的，沒有絕對的對與錯，也沒有絕對的好與壞。理性的頭腦藉由以往的經驗和你根深蒂固的某些意識，其實無法作出絕對客觀的判斷——每一個判斷，都是夾雜了主觀意識的。

在冥想時，我們應該盡量消除理性意識。理性意識造就冷靜的你，而內心意識或許更趨近那個真實的你，雖然有時候有些「調皮」，會干擾你對事物的判斷。

理性意識是頑固的，它讓你戒備森嚴，隨時準備著對抗外界的敏感資訊。如果它察覺到某一件事情沒有必要進行，或者可能具備危險，就會自動地對你的身心發出信號，讓你去避開這件事情。比如，如果你的理性對冥想持質疑態度，就會提出很多的「例證」，試圖證明冥想是無益的，發出的信號就是「不必去學習冥想」；哪怕你已經在嘗試著冥想，你那保持質疑的理性意識也可能會告訴你，「你看，並沒有預期的效果，不是你方法錯誤，就是你根本不適合冥想」。有時候，理性意識就是這麼「討厭」，甚至有固步自封的嫌疑，拒絕讓你嘗試新的東西，拒絕開放接納。

當你選擇冥想時，就應該同時選擇相信它，並暫時排除理性意識的某些干擾。在冥想的過程中拒絕判斷，不要對任何事物包括自己的狀態作出評價，你只需要慢慢地跟著自己的內心意

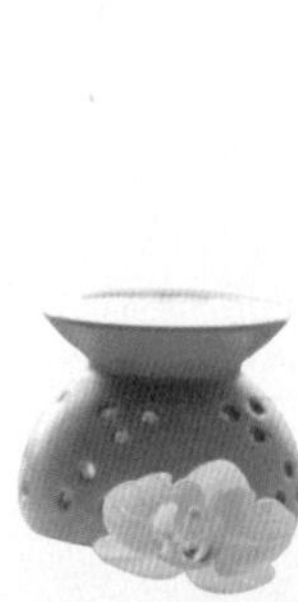

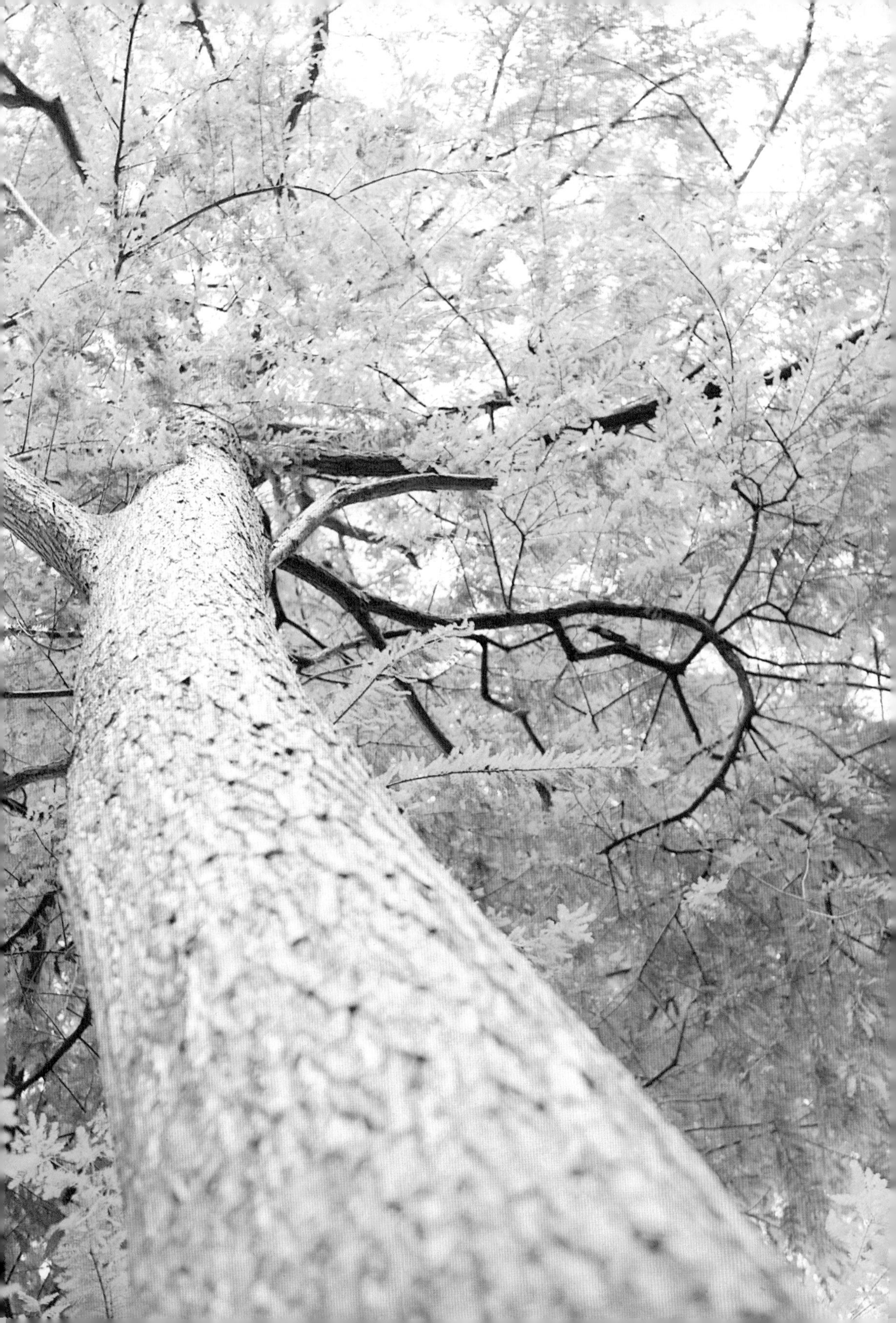

識走，配合著呼吸，感覺自己變得輕飄飄，像要自由地飛起來。

我們冥想時會脫掉那些好看但有些累贅的時裝，換上舒適的衣服，同理可證，在心理上也應該這樣。把理智賦予你的層層戒備都像衣服一樣脫掉吧！讓自己輕鬆又自如。不必有顧慮，在冥想中不必你作出任何判斷或推理，你只需要保持輕鬆，把自己敞開再交付出去。

不需要客觀、不需要理性，你的內心意識是流動的、無拘無束的，不要試圖把它納入自己的掌握中，你抓不住它，就像抓不住一陣風，還沒等你意識到時，它就已經從你的指縫中溜走了。

照見內心的寧靜

與其想要掌控它，不如放鬆自己，就輕快地跟著一股內心意識的風飛起來。當你融入它時，你自己仿佛也變成了一陣風，能夠掌握自己的方向。

冥想時，你有一個足夠廣大的意識空間，可以自由地領會這一切。你的理性意識暫停了工作，用一顆包容的心接受紛亂的思緒，撇除評斷和質疑的泥沼。但你仍然是一個整體，理智的那個你只是睡著了。你身體與意識的各方面都在協調一致地合作，你漸漸變得溫和，不再像日常生活裡的你那樣充滿戒備。你在冥想中體驗到一種新的存在方式，在這裡治癒著自己，也深切而透徹地感悟生命的本質。

我們進入到了平衡的內心，找到了心靈裡的寧靜，這裡是自然的，看似沒有秩序，但一切都井然有序，看似沒有節制，但安全而平和。正因為如此，我們才說冥想的世界裡不需要理性意識。理性意識在這裡會顯得突兀，倒是內心意識在自由地飛舞。

不要擔心當你從冥想回歸到現實中來時，理性的力量會被削弱。我們說過，它只是休息了一會兒，當它重新工作時，會更有活力與幹勁。

因為我們內心深處那些湧動的治癒能力，讓我們的身心找到協調一致的方法，也讓內心意識與理性意識得以和諧。透過

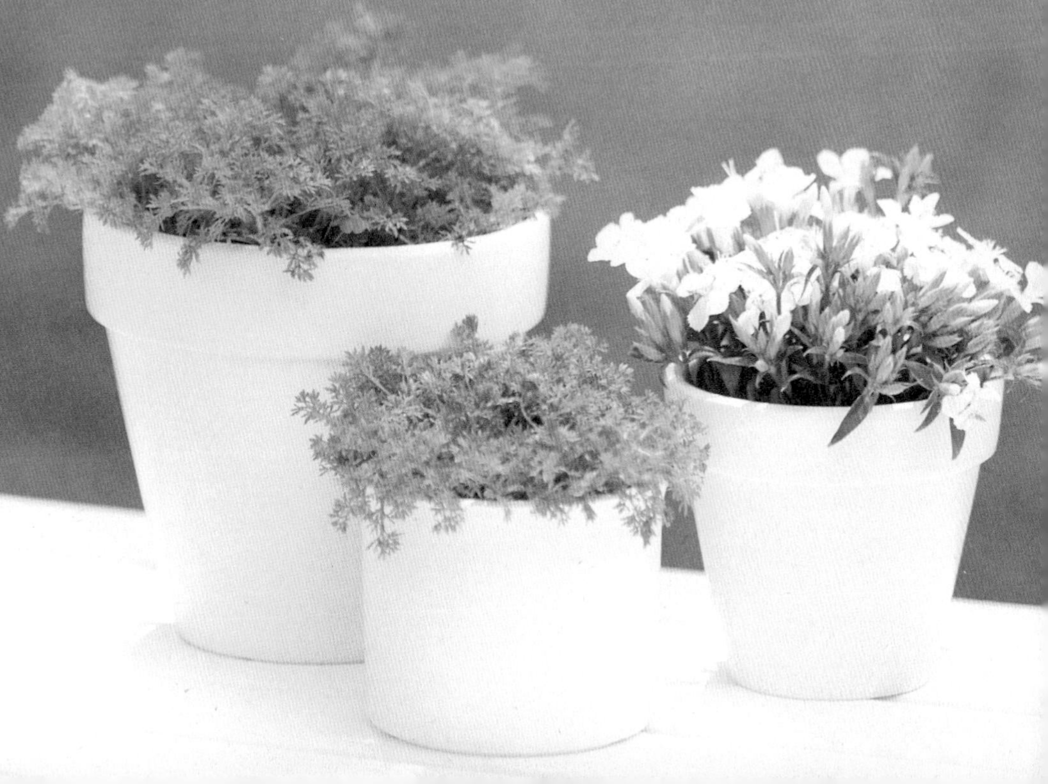

冥想的訓練，理性意識與內心意識之間緊張的關係慢慢地得到了緩解，從而和平共處，共同為你作出貢獻。

我見過一些人，他們看起來總是鬱鬱寡歡，理性意識帶給他們過多的負擔。一個人如果太看重理性意識的判斷而忽略內心意識，就容易疲憊不堪。因為他們身上實在背了太多的負累。

而冥想正是要卸掉這些負擔，並給理性與感性找一個平衡相處的方式，每當看到一起冥想的朋友們那一張張輕鬆而愉快的臉，我都能從中感受到一種和諧而圓潤的力量。

錯誤的冥想認知

沒有接觸過冥想的人，可能會覺得它神祕而複雜。其實，可以從字面意義上來解讀一下冥想。「冥」，就是泯滅，「想」，就是你的思維、思慮，而冥想就是把你要想的思緒、思慮去掉或過理順，找到感知。進行冥想，就是藉由精神的高度放鬆，達到一種思想深度沉靜的狀態，透過這樣的聯繫塑造一個更好的自己。冥想，就是「以一念代萬念」，它的方式有許多

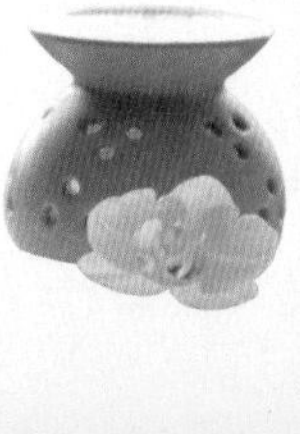

種，後面我們會慢慢介紹，但萬變不離其宗的方法就是「入靜」。

在學習冥想之前，先瞭解一下對冥想的錯誤認知，幫助我們更好更快的掌握冥想的奧妙。

盲點一：心態不正

很多朋友都覺得，心情脾氣暴躁時，做一下冥想能讓自己緩和下來。其實情緒不穩定的狀態最好不要冥想，極度傷心、生氣等情況下，進行冥想也不會有什麼效果——冥想要的是長期的效果，而不是短暫的舒緩。

另外，練習冥想不要好高騖遠，總希望自己可以在短時間內就達到最高境界，越是急功近利，往往越欲速而不達，如果盲目的追求目的，容易心猿意馬，就更沒法放鬆精神了。

盲點二：精神「散」

冥想的過程中，不論你「入靜」的程度有多深，都應該處在一個意識清晰的狀態下，而不是「散」。「散」，是指你意識模糊，輕度的「散」，是一種走神的狀態；中度的「散」是迷迷糊糊、渾渾噩噩；而重度的「散」，恭喜你，你馬上就要睡著了，你不是在冥想，是在催眠自己。

冥想時需要放鬆自己，把心緒平穩下來，但這並不代表著讓你精神「散」。冥想的過程需要一條貫穿的「主線」，引導著你不斷地深入到自己的內心。這條「主線」，把你凝聚起來，而不是「散」開來。

盲點三：精神「緊」

「緊」同樣不是一種正確的精神狀態。冥想是一念代萬念，但這「一念」，絕對不能太「用力」，不要因為只想著集中意念，而忽視冥想的本質是精神放鬆。

放鬆中有集中的「主線」，就好比一條小溪，那麼多的水都往同一方向流。冥想時，精神也應該是這樣的一種狀態，看似「散」，但仍然保持著一致的方向。但又絕不是「緊」的，讓每一處的水流都輕鬆而暢快。

盲點四：姿勢不正

形正則氣順，氣順則神寧，如果你沒把姿勢擺好，對冥想的進程和效果肯定有影響，尤其是初學者。冥想，要盡量把每一處的細節都做好，這不僅會幫助你順利地進入狀態，還會使冥想有更好的效果。

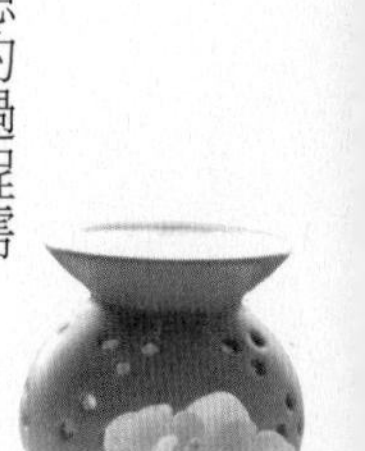

冥想不僅僅是休閒，而是一種養身、養心、養神的方法，要認真地對待它，像對待自己的生活。

盲點五：不停的變換方法

入門的方法有許多種，當你根據自身情況選定一種之後，要等練出點成效再試試別的方法。朝三暮四，不到半個小時就換七八種方法，是沒辦法進入冥想的。

如果你覺得難以進入，大多數情況下並不是因為你的身體姿勢不對，而是精神狀態不對。

所以，把自己浮躁的心沉澱一下吧！選擇一種方法堅持到底，勸

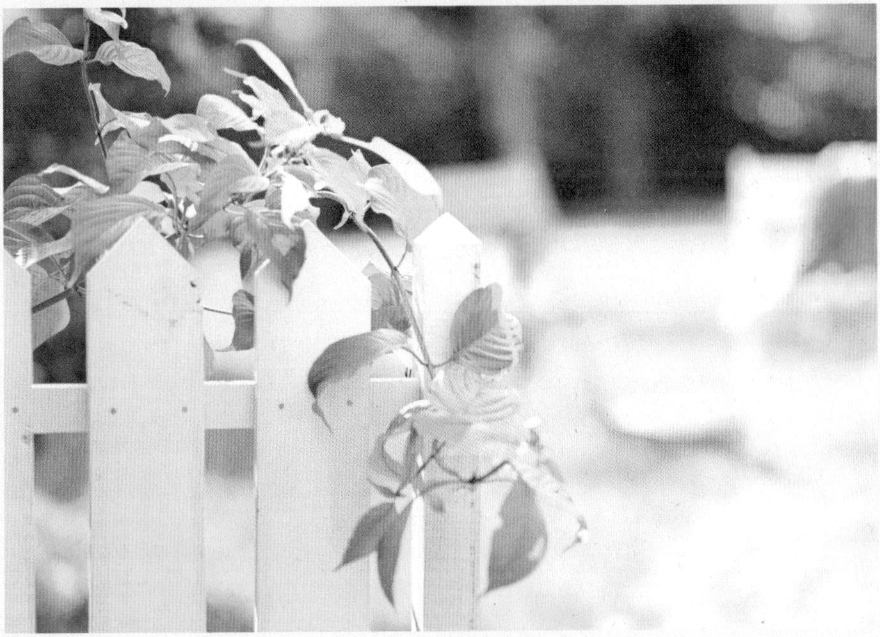

服自己再努力一下。也許那個美麗的世界已經在離你不遠的角落，不要在最靠近它的地方卻不自知，遺憾地轉身離去。

盲點六：心隨境轉

練習冥想初見成效時，通常會出現一些不可思議的反應，這可能是視覺上的——你看到一些平時看不到的畫面；也可能是聽覺上的——你聽到一些奇怪的聲音。這些畫面或聲音也許讓你驚奇，也許讓你覺得害怕，而擾亂冥想的進程。有的朋友覺得這是「走火入魔」的表現，其實只是一種正常狀況，而且，往往是「入定」的前兆，等你進入「入定」狀態之後，就會穩定下來。它們不會再讓你害怕，而是給你一種安定的新鮮感。

冥想是一門在過程中學習，在學習中不斷改進的漫長課程，端正心態，不要輕易地放棄，永遠在摸索和前進。忌淺嘗輒止，也忌驕傲自滿。冥想的世界裡，只有平和而有耐心的人才能真正掌握它的真諦。

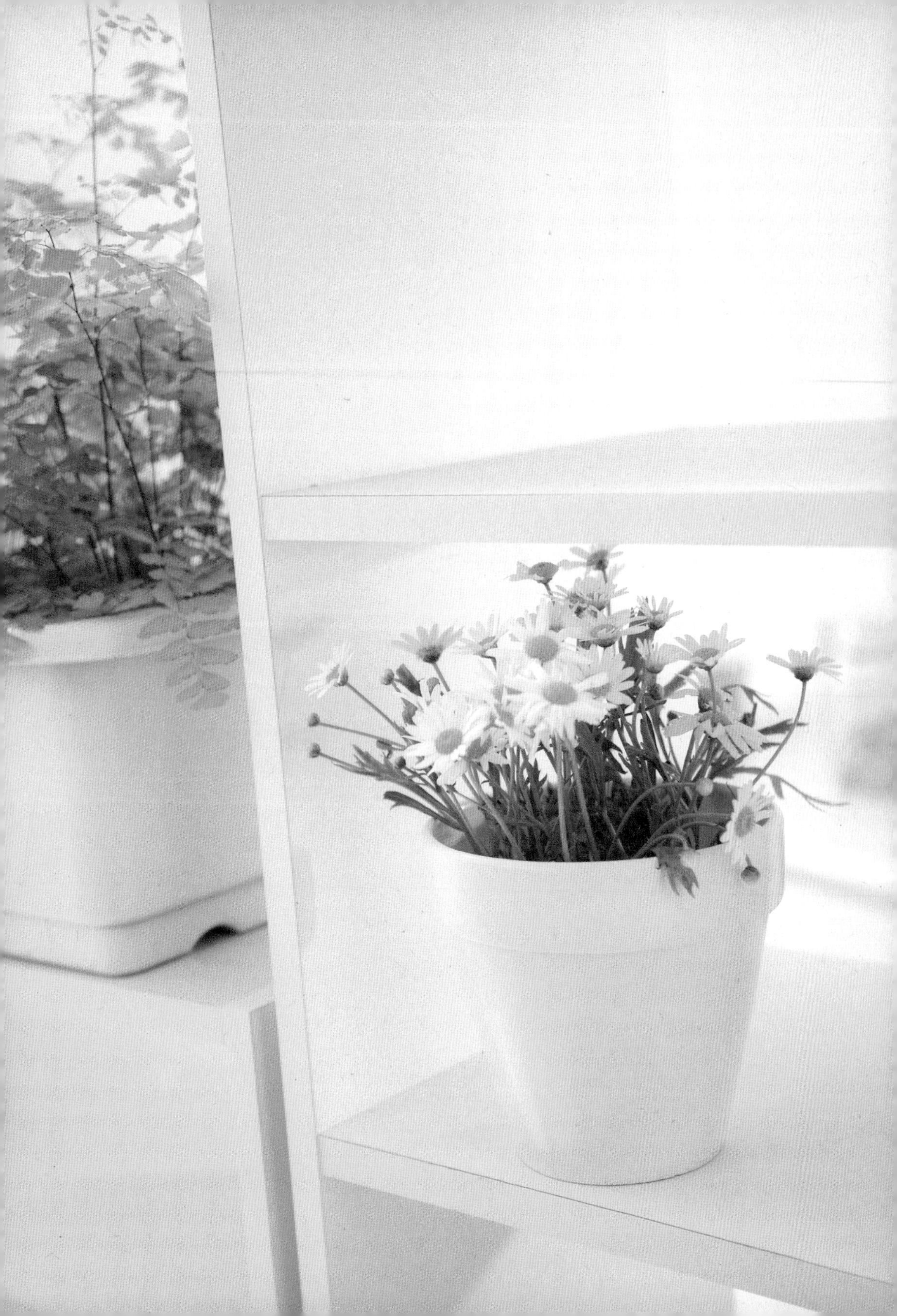

Part 2

展翅飛翔·穿越晴空

想像孩提時，我們是多麼地自由自在。
冥想能讓我們重溫舊夢，從接納自己開始一趟心靈的旅行，
讓內心增強一股強大的力量，足以應付外界的紛紛擾擾。

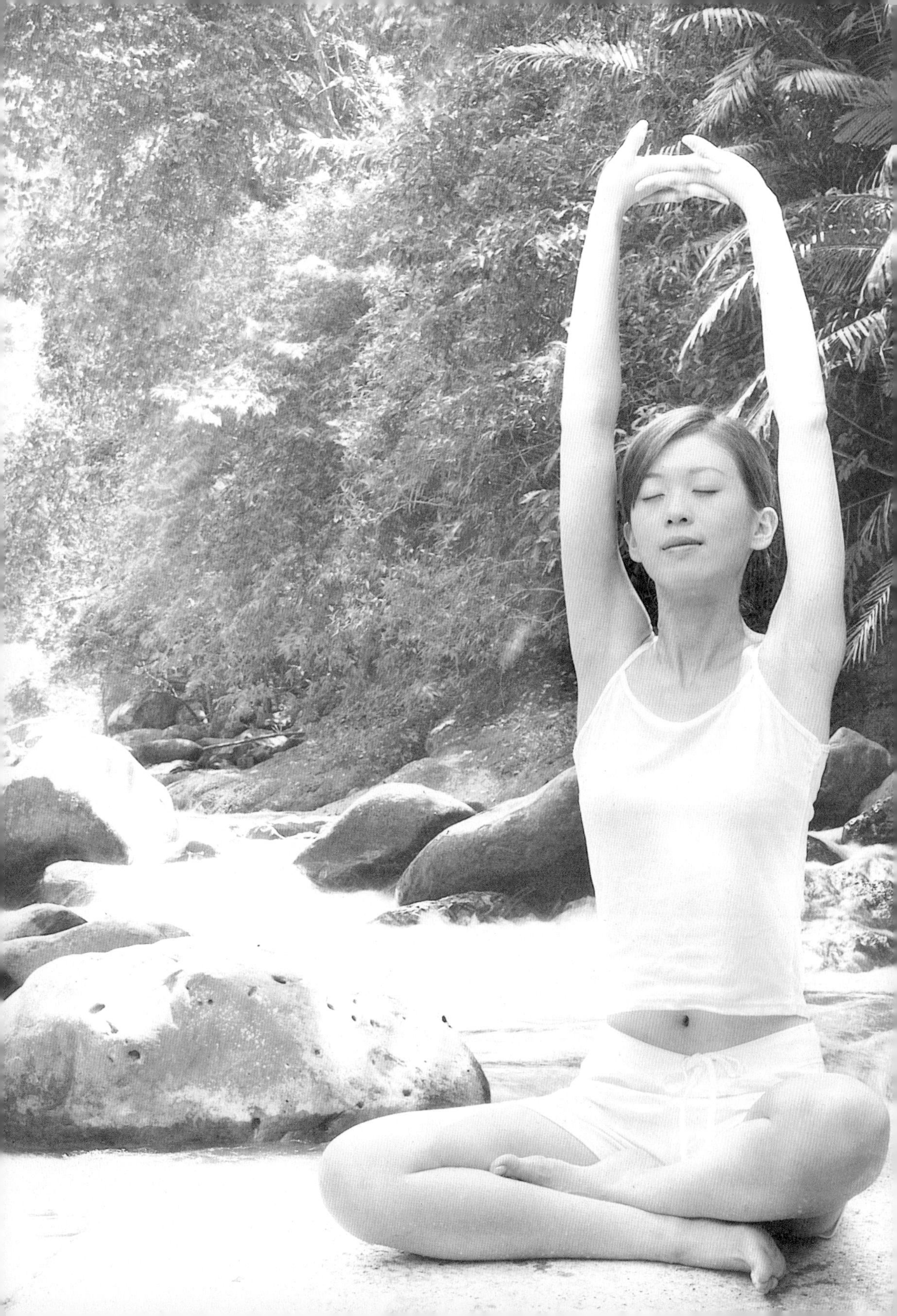

放鬆不等同於發呆

之前聽人說冥想是浪費時間。我問為什麼，對方理直氣壯地回答：「冥想，不就是什麼都不做，坐在哪裡發呆嗎？要放鬆舒壓，還不如約幾個人去按摩保健。」

有意識的放鬆自己

或許你曾在與別人聊到冥想時，許多人並不知冥想的好處，以為只要呆呆的坐在那裡便是冥想……

冥想不是發呆，不是簡單地放空自己，而是需要充實自己，讓自己飽滿起來。冥想時，你似乎什麼都沒有做，但其實做了很多，你的身體、心靈上的任何一個角落都有著微妙的變化。

越來越多的人喜歡藉由專業師傅的按摩、足療等保健方式放鬆自己，你的確會覺得身體輕鬆了許多，一天的勞碌都一掃而光。可是你有沒有感覺到，這種輕鬆總是來得快，去的也快？第二天結束，你的肩膀又開始緊，脖頸又開始麻木疼痛，這些保健方式往往管得住身體管不住心，治標不治本。其實這個「本」，是我們的心。按摩時你可以在發呆，但冥想並不是發呆，它是一種運動方式，以靜制動的保健方法。

Part 2

展翅飛翔，穿越晴空

發呆是一種無規律、無目的狀態，而冥想是有意識地放鬆自己，有目的地引導自己進入到入定狀態，從而尋找自我心靈的安慰。發呆，對一般沒學習過冥想的人來說，可能會有很多種情緒，也許是一種自發的思維停止，也許是暫時的昏沉，相當於睜著眼睛睡了一小會覺，也許是自發地進入了某種特定境界。

冥想的入定狀態，有點萬念俱寂的感覺。但它同時又是一種有序的、有規律的活動，能夠產生發呆不會帶來的身心效應。而且，隨著冥想熟練度的增加，你還可以隨意的進入，掌握自己的冥想進程。

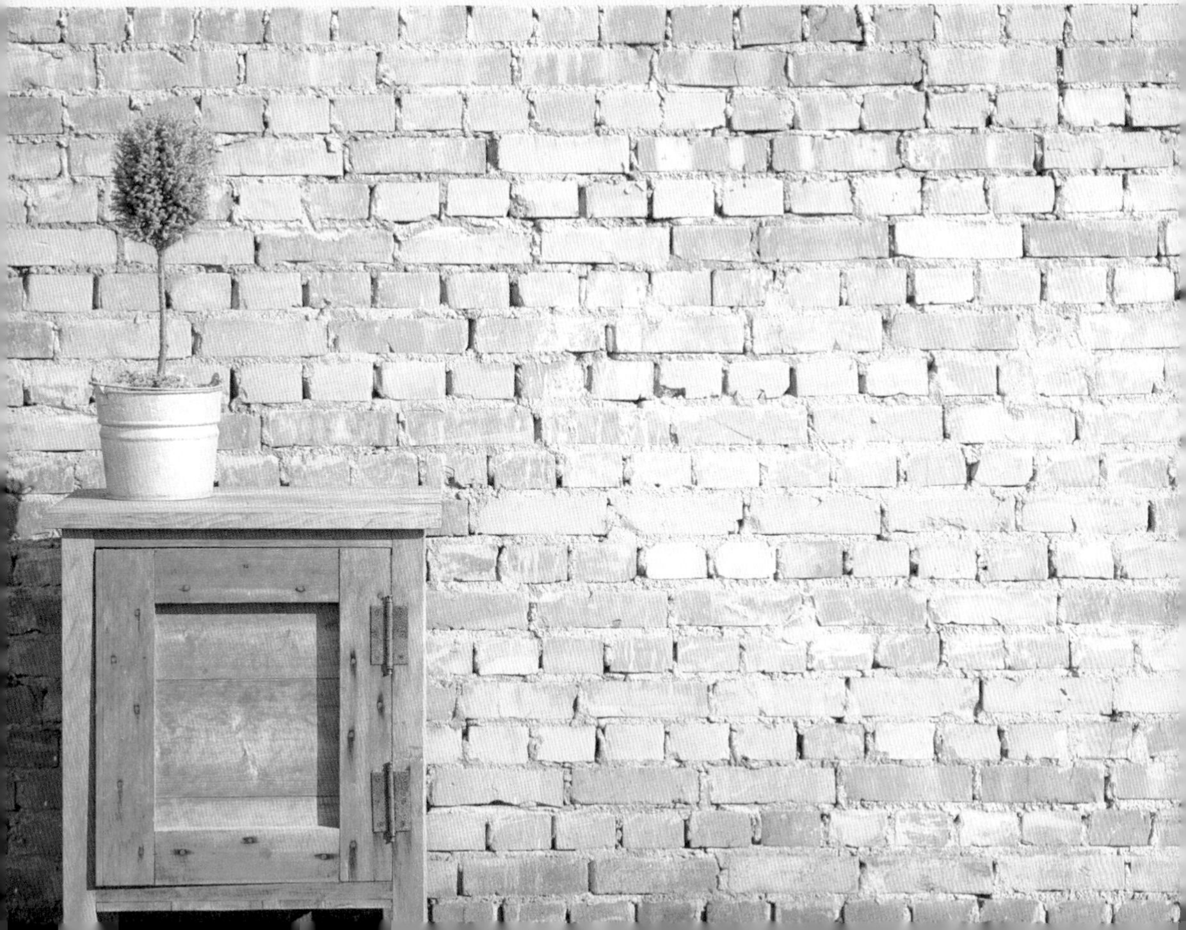

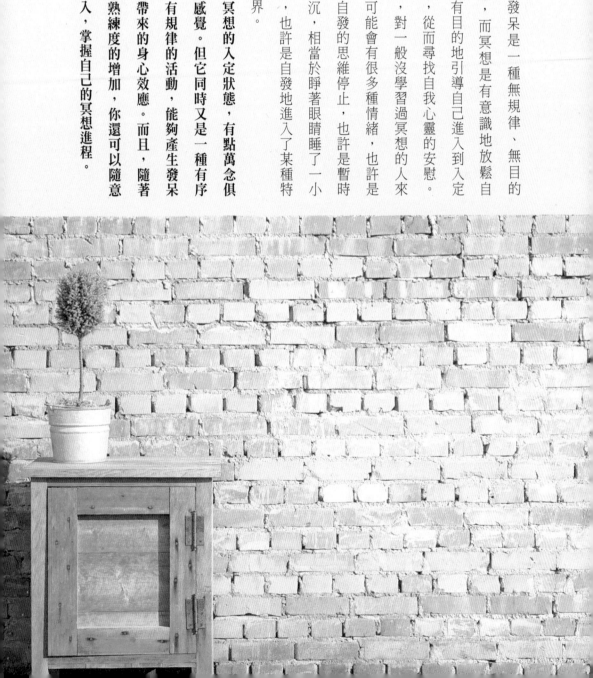

冥想是屏除雜念，集中於精神的鍛鍊，可以提高對自身心靈的控制能力，改善情緒，預防心理問題，讓心靈的緊張和疲勞得到充分的休息和緩解。可是發呆時，你並沒有主觀而刻意地去進行這件事，往往要等回過神來時，才發覺剛才一瞬間腦子裡一片空白。

調和引導著思緒

發呆是不需要學習的，每個人都會；冥想卻不是這樣，它需要長期而有效的學習。

冥想的過程中，你是你思想的觀察者。在觀察時，你就像一個唯一的觀眾，欣賞著自己的內心這部「電影」；你是跳離這「電影」之外的。你看到一幕一幕與你有關的片段，但並不參與，不為那些想法所牽制——有時候，做一個冷靜的旁觀者，其實更容易瞭解某些事物和自己內心的真相。

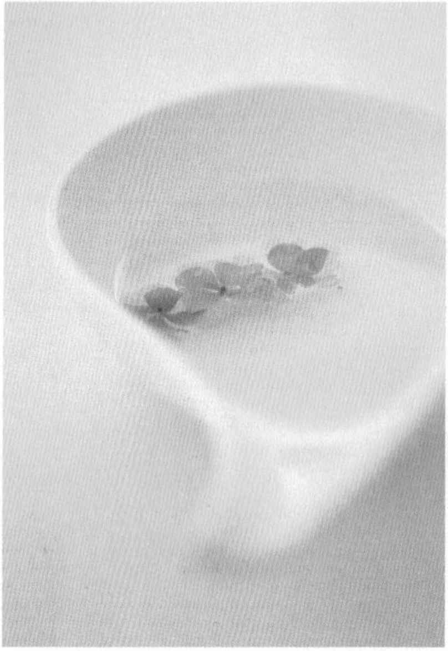

我記得自己一開始學習冥想時，總是試圖強迫自己沉靜下來，可往往事與願違，腦子裡有太多的東西，根本進入不了狀態。你一定也聽過那個實驗，告訴一個人千萬不要

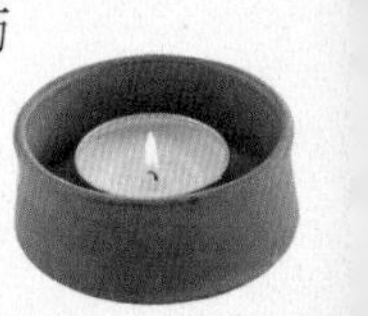

想這那頭粉紅色的大象，結果聽者往往都控制不住自己，讓那頭粉紅色的大象一直在自己的腦海裡來來回回地走。

當我們努力讓自己什麼都不想時，心思是處於緊張的，這種情況其實不好。因為越是強迫，越會有反作用，你會發現這樣反而沒有辦法讓自己沉澱下來。倒不如順其自然、慢慢地調解和引導自己的思緒，一點點、一步步地放鬆下來，不要刻意的讓自己去想某一件事情。

我們在呼吸時，感受氣息是如何沿著你的身體流動，在這個過程中將身體慢慢地放鬆下來。慢慢的，身體由上而下、而內而外的每個角落，甚至指尖和髮稍、皮膚表面，都會因為冥想而得到輕鬆與滋潤。

你是身體的主宰，你潛在的思維在發出指令，讓自己潛入冥想中。認真地去體察，你的身體哪一部分最難進入放鬆的狀態。也許是肩頸——平時坐在辦公室最容易勞累的地方；也許是腳背——平時很難照顧到的地方——在冥想中，給它們更多的關注，學會與它們交流。就像對一個小孩子一樣對主動地去關心它們、勸慰它們。

冥想，就像每天擁抱自己，摸摸自己的頭，拍拍自己的背，給自己愛的鼓勵和關懷。把發呆的時間用來學習和堅持冥想吧！同樣的時間，可以產生截然不同的效果呢！

發呆過後，你還是茫然而無助的，彷彿一個惡性循環；而冥想之後，你卻可以將世界和自己看得更清楚透徹，迎接一個嶄新的自己。

關懷是接納的開始

有一個身材小巧的女孩子開玩笑地跟我說，她覺得自己個子不高，就是因為想太多。

這個女孩子遇到任何事情總是要左思右想、反覆琢磨，為自己找出最有利的選擇。大到交友、擇業，小到邀請誰一起吃飯、與誰一起逛街最能獲得自己想知道的資訊，她無一例外地都考慮地很周詳，只做自己認為該做的事，只交可以幫助自己的朋友。

她是一個理性的人，把自己生活的每一步都規劃地很好，所以她一路走來風調雨順，總能抓到好機會，讓別人羨慕不已。可是，她也有煩惱。她覺得自己整個人都活在那些自己設下的規矩，讓她一邊不得不去遵守，一邊又恨不得掙脫這沉重的枷鎖。

我看著眼前焦躁而落寞的她，一點都不像平日志得意滿的模樣，心裡不禁有一點難過。原來，現代社會裡的光鮮這麼不堪一擊，在外人眼裡過得那麼好的女強人，其實內心也是不知所措。

我告訴她，理智很好，讓我們的生活有章可循；可理智又不好，墨守陳規的生活會讓人覺得疲乏不堪、生活枯燥。

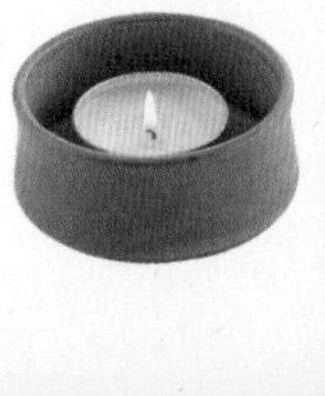

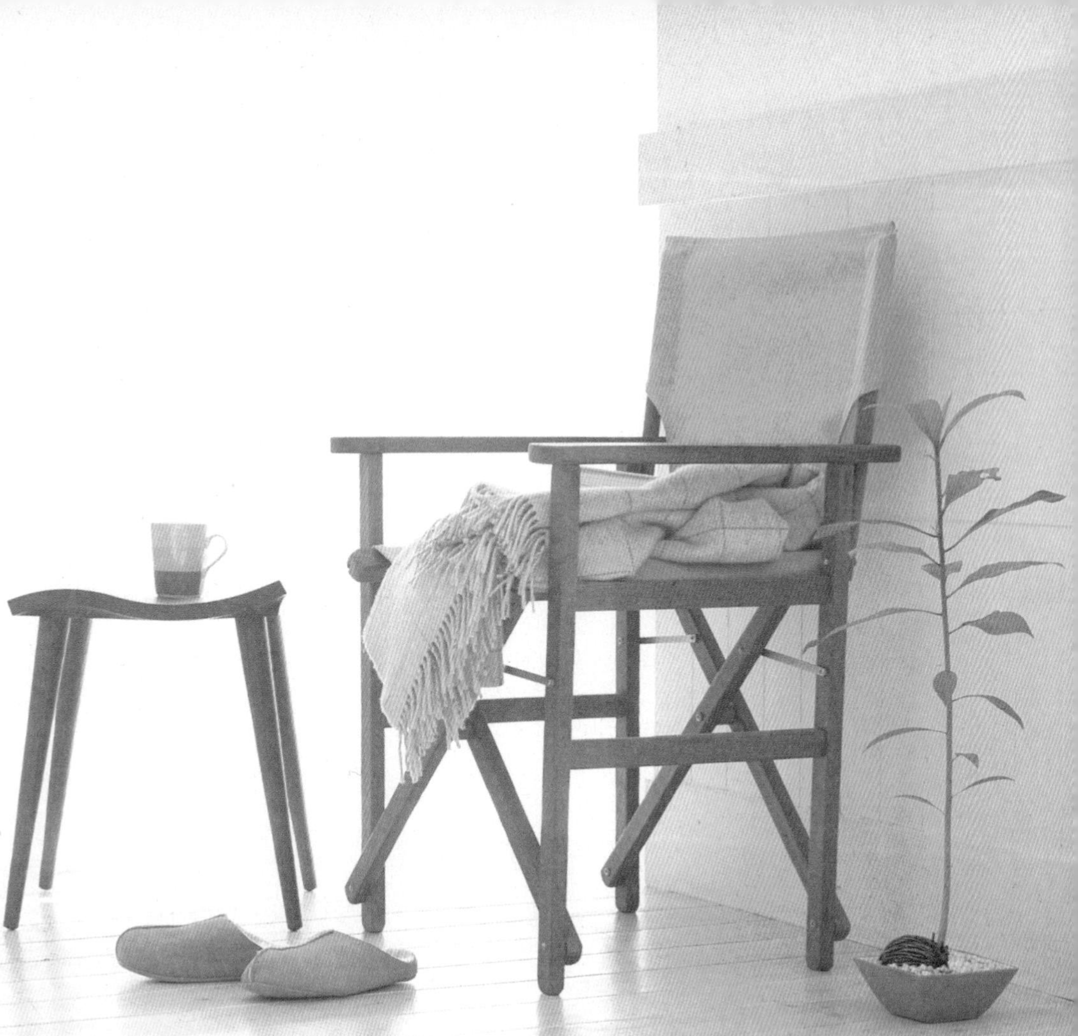

找到痛苦的癥結

有時沒必要給自己太多的束縛，這世上絕大多數的壓力都不是來源於外界，而是自身。總怕自己過得不好，總怕出錯被別人嘲笑，我們用這些想法讓自己的心隨時處於緊張狀態，生活就會如履薄冰，戰戰兢兢。

找到痛苦的癥結是一件緊要的事情。只有接受那些陰暗面，才能更好地指引著自己走到另一端，走到陽光底下。

正如冥想。我說冥想就是去找尋心裡的世外桃源，並不是把自己抽離於世界之外，完全進入自己的小世界裡。冥想，是緩緩地敞開自己，接受與改變的過程。

冥想時，你覺得自己的身體和心靈都變得輕飄飄，沒有重量，有一種水落石出般的感覺。就好像平日裡沒有體察到的身心狀況，都忽然昭顯了出來。當自身安靜下來，進入平靜的沉思時刻，就能碰觸到內心，與精神坦誠相對。

冥想引導著我們與生命固有的和諧力量進行積極的互動，在這個過程中，你會挖掘到心底下真正的自己。那個自己也許與平日的你完全不同，你看著它，疏離中又帶著一種親切，它是你最熟悉的陌生人，請你對著它微笑，打個招呼，說一聲好久不見。

接納自己會更好

坦誠地接納自己吧！哪怕你對自己並不滿意。接納自己，你才能改造出一個更好的自己。在生活中忙碌慣的我們，常不知道真正的自己是如何一副模樣。在辦公室裡，你是努力工作的職員；在家裡，你是承擔責任的家庭的一份子，我們每個人都扮演了許多不同的角色，可這麼多的角色裡，哪一個才能展示真正的你？你或許會因此而困惑。

請每天排出二十分鐘的時間冥想，好好地審查一下自己吧！跟自己聊聊天，談談心，並問問自己：到底是怎樣的一個人？過著怎樣的生活？無論答案如何，你都要接納自己和自己的現

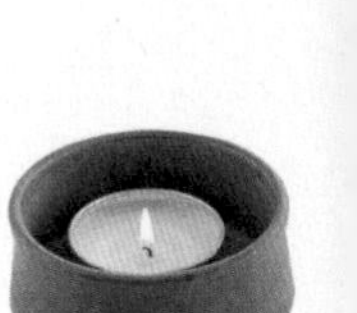

狀。這個你，是跟你關係最親近的人，卻也有可能是你最不瞭解的人，我們太在意別人的眼光和看法了，於是總是忽略自己的心意。我們總是試圖做到別人眼裡最好的人，卻忘記了問問自己，你是否喜歡這樣做？你喜歡怎樣的生活？

給自己一個愛的擁抱

請在某一次成功的冥想結束之後，以一顆澄澈的心告訴自己答案。也許你會發現，你的行為一直在跟內心對抗，甚至背道而馳，這就是你不快樂的根源。當你用理性一次次為自己做決定時，或許忽略自己內心最真實的想法。你的人生只是在順著程式和模式來進行，你甚至不瞭解自己，更談不上接納，談不上改變。

以冥想來觀察自己，無論你面對的是如何的現狀，都必須首先接納，找出癥結的所在，然後動用自己的努力來調整。每天，你都會與不同的人說很多不同的話，請留一些時間給自己，聽聽心在說什麼，生活很熱鬧，但也許你的心正在寂寞地哭泣，等待你的一個擁抱。

冥想是留給自己的關懷，我相信，在過程中你能夠找到真實的自我，與現實中的自我做對照，然後明白哪一個你，才是最真、最想擁有的自己。

練習冥想該知道的事

最常見的冥想方式，是通過靜坐來清除雜念，整理思緒，達到身心的祥和。正確的坐姿會幫助你更容易進入到冥想中，獲得更好的效果。

傳統的冥想坐姿

冥想應該採用怎樣的坐姿呢？其實每一個冥想的人都會有自己的選擇和嘗試，並經過調整，找到最適合自己的那一種。

首先，初學者可以準備一個八公分左右的坐墊，坐在上面時，把注意力放在三公尺左右的地方。

以舒服的姿勢坐定。舒服，

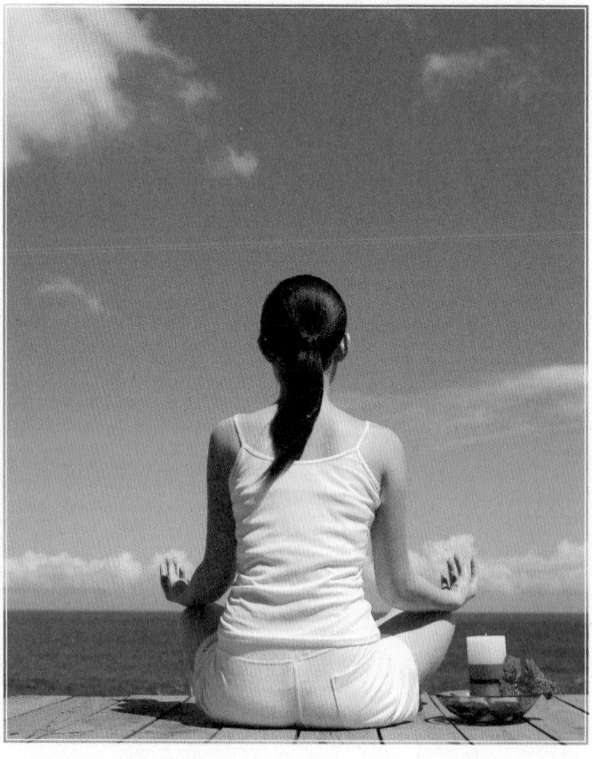

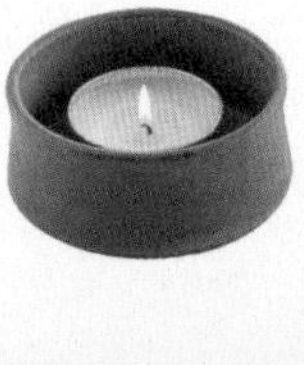

並不是說你可以隨心所欲地坐，彎曲或者駝背，會讓自己很累，也難以進入狀態。傳統的坐姿是席地盤腿而坐或坐在自己的腿肚上的，當然也可以把墊子拿到牆邊，倚著牆壁而坐。總之，要把脊樑挺起來，想像自己是一株健康的植物，正在向著陽光生長。

其次，坐墊盡量軟硬度適中。有些人喜歡坐在冰硬的地板或者柔軟的床上進行冥想，這都是不太好的。在冥想的坐姿中，最好將外界的力量減到最小，地板的硬與床墊的軟，都會影響到身體的觸感，妨礙你自由地進入冥想狀態。所以，我建議採購專門的坐墊或者毯子。

冥想該注意的條件

當然，如果有讓你覺得舒適，又能夠找到冥想感覺的沙發、椅子，而你又偏好和習慣這樣垂腿而坐，也可以選擇這些地方來進行冥想。坐姿適當，你才能感覺到一股力量引導和誘惑你漸漸進入冥想。

再次，你需要一個較理想的冥想環境。房間裡的溫度、濕度都應盡量保持適中。如果天氣沒有很熱或很冷到難以忍受，就把空調、電扇、電熱器等電氣關掉，那些電器運作的聲音也會對冥想產生一定的干擾，尤其是初學者。

冥想需要安靜的環境，很多人喜歡在夜晚進行冥想就是這個原因。黑夜的神祕似乎給人一種積極的感召力，而萬籟俱靜的感覺讓人心安、心定。冥想的過程中，我們把自己的心緒和思維都放得很緩、很輕、很柔，很容易被外界的一聲一息牽引。所以，我們需要盡量排除可能會干擾到自己的外界因素，給自己一個安全而貼心的環境。

練習冥想的時間最好選擇在早晨空腹、中午空腹或晚飯後三小時後，盡量讓時間有一定的規律，在每天的同一時間進行練習。衣著最好選擇寬鬆、柔軟的運動衫，會讓身體得到全面的舒鬆。

冥想的腹式呼吸法

在靜坐的過程中，你可以什麼都不想，只關注自己的呼吸。冥想時，要學會腹式呼吸，即吸氣時腹部漲起，呼氣時腹部收縮。一開始，你可能會不習慣，經過一段時間的調整，就能夠慢慢適應了。

用鼻子深呼吸，讓肺部充滿空氣，這時，腹部和整個胸腔會擴

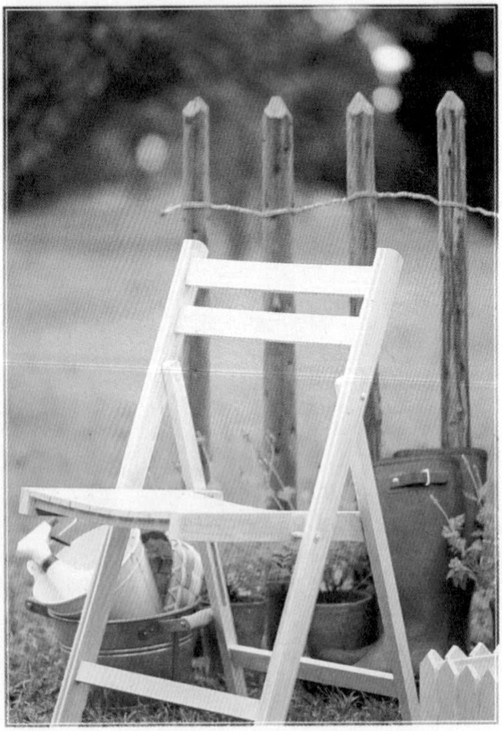

張，然後以鼻子或嘴巴慢慢的呼氣，到接近呼完時收縮腹肌，將所有的氣體都排空。規律的呼吸是進入冥想的前提，如果呼吸紊亂、頻率不平穩，表示心緒還沒有穩定，還不具備進入冥想狀態的必須條件。

在平穩的呼吸過程中，你可以把注意力集中在某一件東西上，比如圖畫或燭光。當然，你也可以閉上眼睛，只專注於自己的呼吸。開始時，可能很難找到狀態，總是在不停地分心，要注意把自己的心思拉回來。當我們把注意力集中時，盡量讓身體放鬆，慢慢地，你可以感覺到脈搏的震動，似乎可以隨著意識的轉移感覺到全身各處。

冥想貴在堅持

每一分鐘冥想都是珍貴的禮物，你可以溫柔地問候自己、貼近自己。生活中的我們，與內心的自己往往有著隔離，看不清內心的真相，就像一個盲人活在充滿色彩光影的世界裡，冥想就是擦亮自己的眼睛、洗淨自己的心，讓生命變得精彩起來。

冥想貴在堅持，每天練習二十分鐘，也比你一周練習兩個小時有效果得多。每次冥想的時間，你可以根據自己的情況制訂。要相信，我們並沒有忙碌到一個抽不出三十分鐘到一個小時的時間給自己。我們的忙，大多沒有規律又沒有效率。學會把時間系統地分配起來吧！該做什麼的時就去做什麼，提高做事的效率，然後抽取一段時間完全交給自己，交給冥想。

引導靈魂自在的探索

你首先要瞭解冥想是一場心靈的旅行。它引導著你的靈魂，漸漸地把「平靜」注入到心靈裡，讓你把自己的內心敞開，感受和接受那些源自生命本質裡的和諧力量。

讓心靈好好放個假

準備好時間和空間，讓心靈進行一場自在的冥想「旅遊」。當然，這同時也是自我治療的過程。冥想，讓我們在身體與心靈之間建立了更密切的聯繫，透過它，你的眼睛將不再僅僅停留在發生於外界環境裡的事物上，還會深入到自己的內心，看看你的意識、靈魂，以及精神的狀態。

打開心靈的大門，你才能看到內心裡的現象，看清真正的自己。你在這次「旅行」之後，會擁有一顆平和的心靈，也會「更新」內心的洞察力、感知力。這些力量將一直伴隨著你，

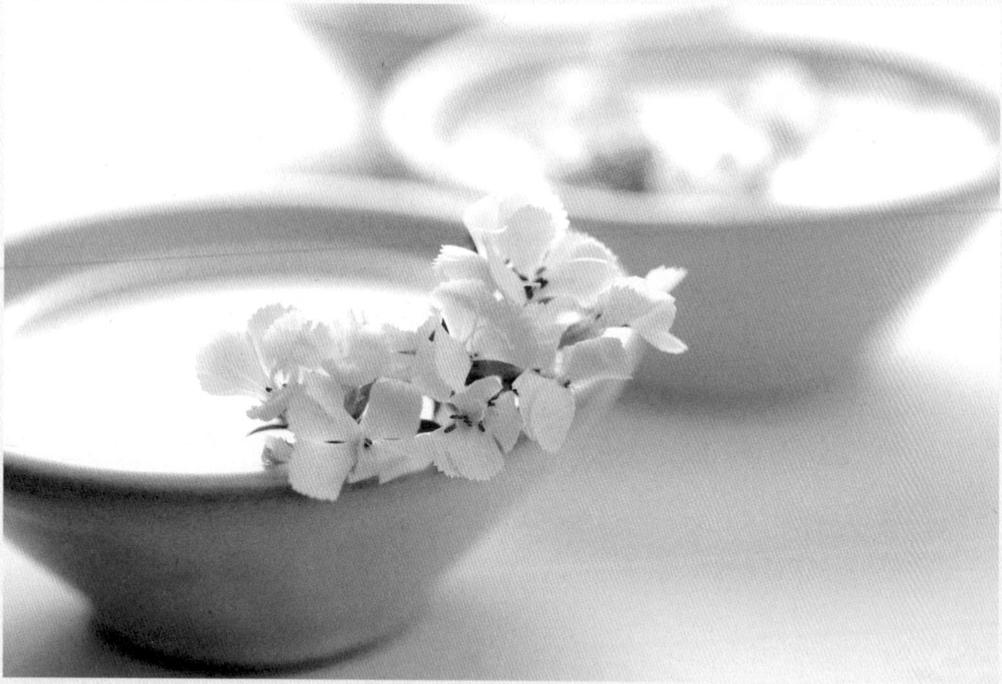

「升級」你的生活。

心靈存在著一種不可思議的能量。這種能量每個人都擁有，只是絕大部分沒有得到合理完善的開發。現在，請你拋棄一切的雜念，緩慢、深入地觸摸一下自己的心靈吧！它也許很久都乏人問津了，你在匆忙生活時，忘記呵護自己的心靈，忘記它也需要保護。

心靈和身體的關係密切

平時的生活中，我們的心靈裡有太多的「阻礙物」，所以心靈的旅途變得艱難重重，精神循環無比壓抑，生命力的湧動也變得不順暢。心靈和身體關係密切。當心靈受到限制時，身體也會感應到並表現出來，從而影響到我們的視野、思想，以及我們在生活中的每一個決定。

經常有朋友會跟我埋怨，自己一整天什麼都沒做，還是覺得十分疲累，腰痠背痛，頭暈眼花。懷疑身體出了問題，我不置可否。身體不舒服是真的，但根源還是在心靈上。一個心累的人，身體是絕對輕鬆不起來的——心靈都發出「預警訊號」了，身體還會健康到哪裡去呢？

冥想讓身體暫時停下來，把思緒減緩，只有放鬆身心，進入冥想的世界，才能觸及到那些創造性的、治癒性的能量。

不要忽視心靈的力量

心臟會透過血管將血液和營養輸送到身體的每一處，心靈也會將某一種情緒、某一種感覺輸送給身體。比如，心靈疲憊時，就會把「累」的感覺傳遞給全身，於是你就容易無精打采，做事沒有動力，感覺疲乏無比。

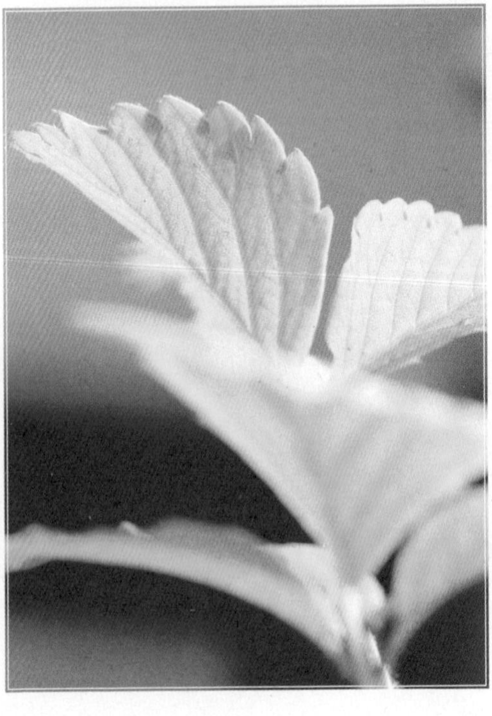

心靈是所有感覺的根源，所以當身體出現問題時，你只關注自己的身體，那麼治標不治本。

心靈不像身體，可以透過打針吃藥來獲得治療，心靈的疾病是需要用「心藥」醫治的，而冥想就是一劑心藥。冥想時，我們能更敏銳地感覺到內心發生的一切，能夠注意到你平時不曾注意的事物，包括那些症狀、出現問題的部位。

為心靈提供休憩和保護

這對我們來說是至關重要的。建議大家從現在開始接受並且堅持有規律的冥想，它並沒有你想像中那麼複雜和艱難。在每日的冥想中，請認真地體察自己的心靈，感受它一天一天的變化，並盡量用日記的形式把當天冥想的經歷與感覺都記錄下來。

這一點很重要，冥想是個長期的過程，需要持之以恆。每天的冥想都是一種不同的體驗，不管是你有了新的感悟，還是對自己的身體和心靈又有新的發現，都可以隨時記錄下來備份，既有意義又能作為日後練習的參考。

一個行為堅持久了，會變成植入生活中的習慣，當你選擇冥想時，應該就有這樣的準備，

就算遇到苦難和挫折也不要輕易放棄，否則就前功盡棄。冥想不僅是對我們心靈的體察，同時也是一場考驗和鍛鍊：考驗你是否有足夠的自制力，鍛鍊你的耐力。

廣義上的冥想，並不單指靜坐不動地沉入到精神的世界中。在公園的長椅上、搭車上班的路上，你都可以冥想。時空對我們的身體有禁錮作用，但束縛不住我們的心，只要心是自由的，我們就是自由的。

我們的心原本是可以自在奔走的。只是因為我們總是在生活中給自己增加太多的負累和束縛，讓心靈漸漸失去自由，固守在原地停滯不前。現在開始，解除捆在自己心靈上的枷鎖，給它一個自由的旅程。

你應該有這樣的體驗，當我們的身體勞累了，起身運動一下，活絡筋骨；同樣的道理，當我們的心靈勞累時，也需要做一做心靈的「體操」，享受一趟「旅行」，舒緩一下，然後更有效率地投入工作。

冥想，為我們開闢了一條新的道路，讓我們可以順著這條道路找到內心世界裡的寶貴財富——也就是潛藏著的未經開發或者經久不用的能量。那些被塵封許久的「珍寶」，終於可以重新發揮它們的作用了。

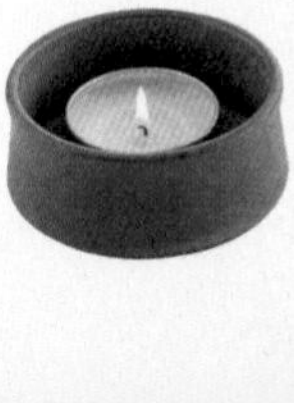

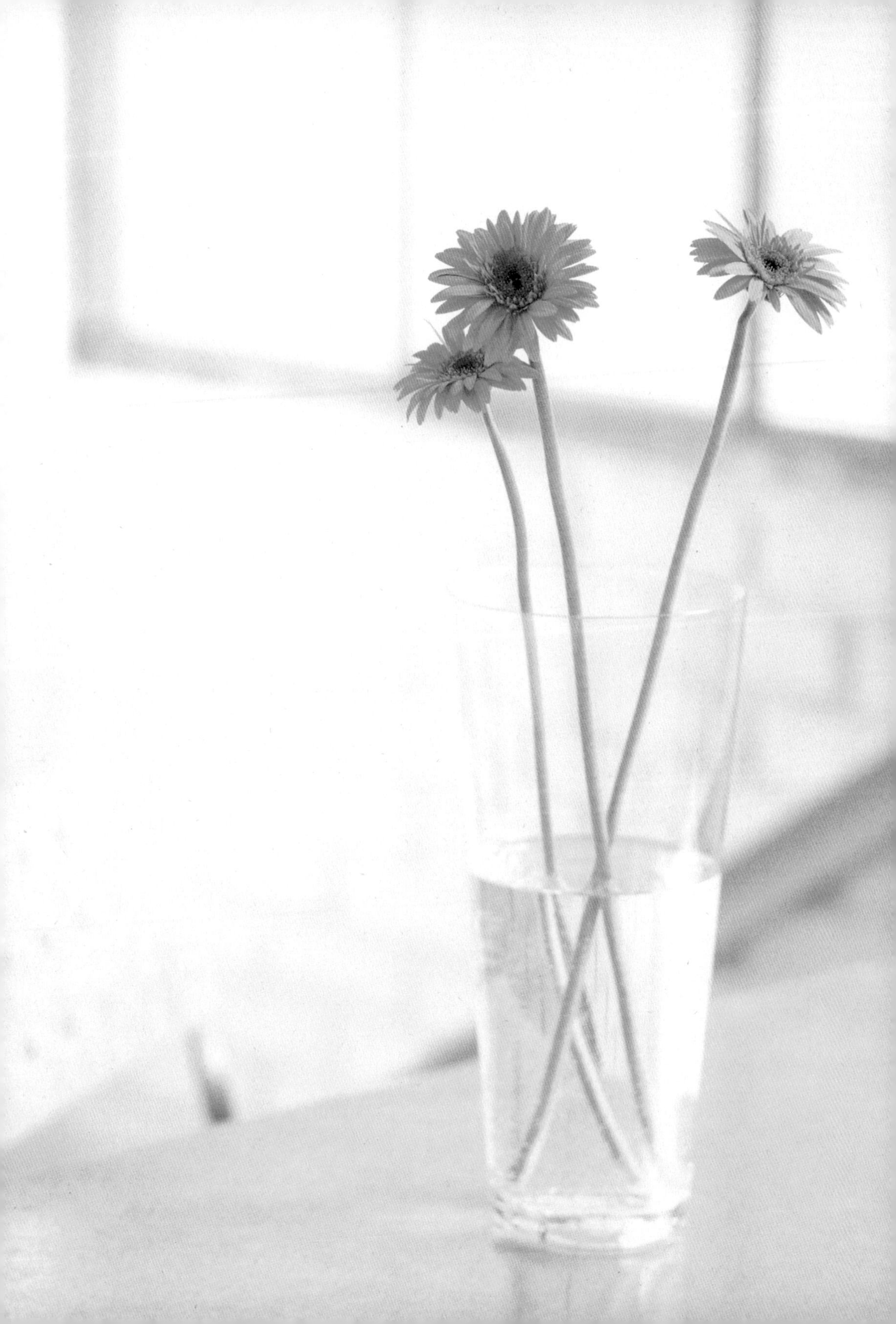

目標與態度決定品質

如果說冥想是一場心靈的旅程，那麼我們也應該給這場旅程設置一個路標，也就是，冥想的目標。

你學習冥想的原因是什麼？

有人說：「是想獲得身心的解脫，為自己尋找精神上的釋放。」

也有人說：「是為了緩解壓力和疲勞，讓自己更有精神。」

……為了保健，為了治病或美容，為了尋找心靈上的慰藉，答案有很多，但總結起來不外乎就是提升自己，並從中得到淨化。這些目標都是可以通過冥想來達到的。

冥想需要設定目標

既然你選擇了冥想，就要信任它，如果懷著對冥想的質疑進行練習，你很難真正把自己融入其中，也就難以取得效果。

不論是在生活中還是冥想時，我們都需要有一個明確的目標。沒有目標時，內心容易搖擺。內心的意識往往是沒有足夠判斷力的，它只是在體驗和回饋著一切，所以容易受到外界影

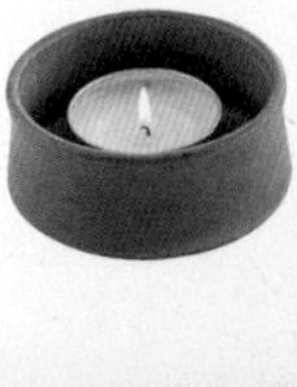

響。比如當你看書時，看到「花朵」這個字眼，內心會想到一朵花的形狀；可是，看到「不要去想像一朵花」時，你往往還是會控制不了地想到花朵。

內心容易接受暗示是好事，也可以是壞事。如果受到的是消極的暗示，可能會引導著你誤入一些不好的狀態。我們的情緒很容易隨著外界的影響而變化，進而你的整個生活都可能會產生變化。就像墨菲定律說的：「如果你擔心某種情況發生，那麼它就更有可能發生。」

正因為這樣，我們要讓生活中充滿積極的暗示，指引我們走向陽光面，而不是一直停留在最差情況的預測上。給自己設定一個積極的目標，有長期性的也有短暫性的，以此來激勵自己不斷地去達成，完成自我的提升。

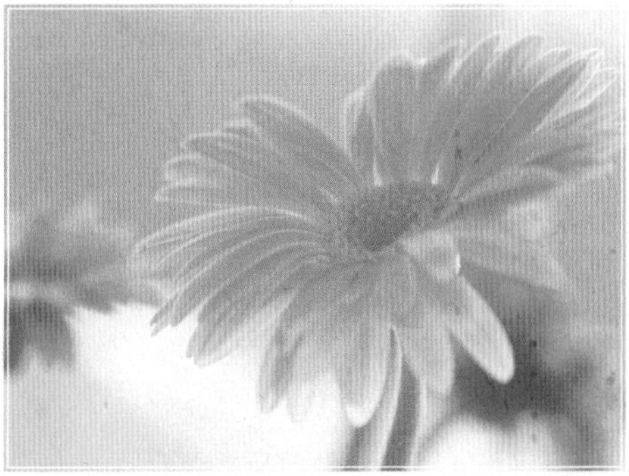

如果在冥想時，你心裡想的是「這樣真的有效果嗎？」、「可能並沒有那麼神奇吧！」等各種「否定」的設想上，你自己可能都沒有察覺，某些能力就被引導入「抑制」的模式，無法發揮出來。為了避免這種現象，我們應該努力把自己的注意力從消極的方面轉移，轉向正面、積極而有希望的事物上。

積極的目的，投射到內心是一種推動力，它能激發出樂觀、正面的意識。制訂一個積極的目的，對我們來說是大有裨益的，這同樣是一種力量，能夠讓你在冥想以及人生的旅程中保持正確的方向。當你內心對那個目標充滿嚮往時，身體和心靈會具備更多的能量去實現和靠近。而對積極能量的培養，會為我們每個人帶來活力，帶來想像不到的改變。

當我們有一個善的目的，會在生活中注意處處與人為善；當我們有一個對成功的期許，會努力地充實自己來實現願望，任何方面都是如此。你的目的影響著你的行為、你的過程，最終決定著你的結果。不要小看設置正面目的這一個步驟，在制訂了一個積極設想時，其實你就已經開始行動了。

給自己一個正確的態度

但光具備設想的目的，並不能保證一定實現。你為自己制訂了一個目的，就應該保持堅毅的態度，一直向著這個方向前進。往往我們具備的能力越多，謙遜的態度就越來越難保持，狂妄到總也看不清自己的薄弱之處。同時，外界的種種誘惑、自身的懶惰，也會想方設法妨礙著我們的進步。

所以，必須保持堅定的內心航向。現在，請把心靜下來，保持一種愉悅或者平靜，慢慢地深入到自己的內心裡，問問自己：你到底想要擁有怎樣的生活？你的人生想要達到如何的目

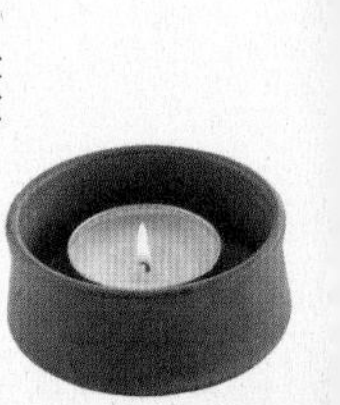

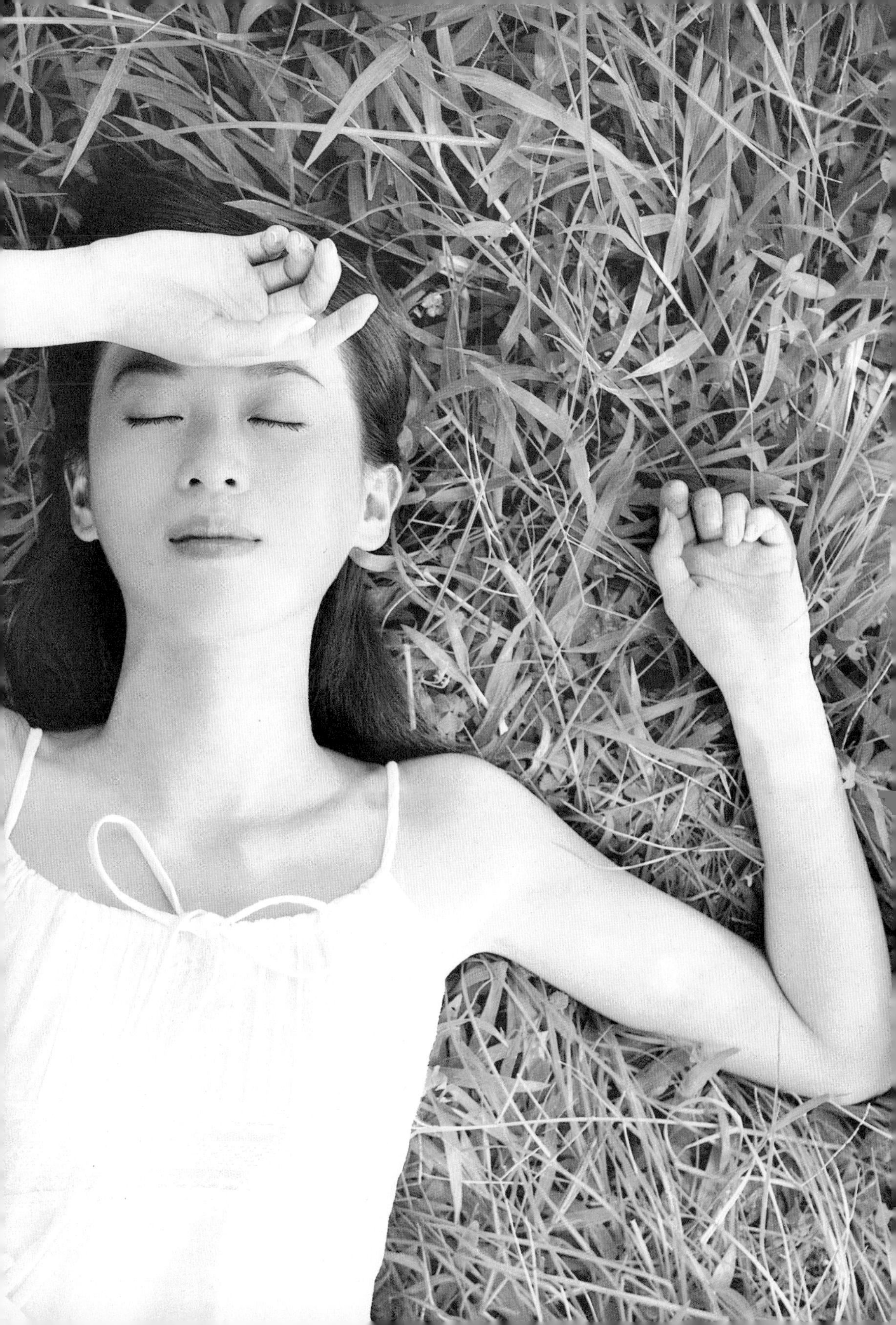

的？你又希望獲得如何的改變？

經過反覆這般的問答，給自己訂下一個設想，並慢慢地強化它。運用你的呼吸，慢慢地吸氣，想像你正獲取著無窮無盡的能量，這些能量會支撐你實現自己的目的。當你疲倦時、對未來產生質疑時，這股源源不斷的能量將一直伴隨著你，幫助你走出困境。

這種能量是由冥想中來獲取的。冥想，是一種精神上的自我提升，堅持練習時，不僅是獲得身心的釋放，同時也是鍛鍊意志力。

冥想，同樣需要有目標、有計劃。如果感覺自己情緒出了問題，在過程中就多關照自己的情緒；如果感覺身體狀態不是很好，就要多往這方面使力。有了相對確定的目的，也就有了冥想的方向。

給自己列一個冥想的備忘錄吧！記下自己每天的過程與收穫，總結出應該注意的事項還有值得褒揚的經驗。給你的冥想設立一些目標，再把你的冥想練習納入到日常規劃中來，堅持一段時間，你會發現自己從中取得的成效遠遠大於想像。

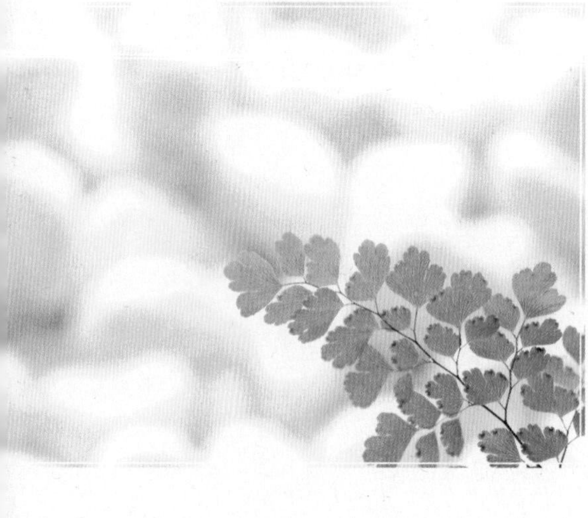

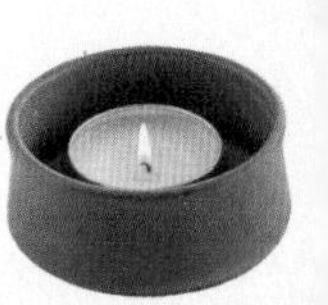

積極信念鞏固冥想

如果只設立一個積極的目的還不夠，我們需要樹立堅定的信念，才能夠一直保持進步的方向以及堅持不懈的動力。

我遇過許多只有三分鐘熱度的冥想愛好者，他們總是半途而廢，不能堅持到底。惰性、淺嘗輒止等因素，讓冥想的效用無法獲得最大的發揮。這些性格裡的「毒性」因素，甚至還影響著你人生的每一個階段、每一個決定。

拒絕腐蝕內在的病毒

如果不及時地清楚這些阻礙因素，它們會像病毒一樣越染越深，直到長成為根深蒂固的「毒瘤」。在你冥想時，這個「毒瘤」會不停地誘惑著你：「放棄吧」、「堅持太辛苦了」、「你這樣下去也不會有什麼效果的」，如果你的信念不夠堅定，很可能就當真選擇了放棄。

不止冥想中有這樣的情況，生活的每一分鐘都是如此。有一些事，比如艱苦的學習、辛勤的工作，都會讓你產生疲勞、倦怠之感，但卻不得不做。因而你在進行時，心很容易產生動搖，再加上一些鼓動，很可能就真的放棄了。惰性，是難以根除的「病」，總是干擾著你的生活。

這種「病」，不像身體上的疾病，經過現代醫學上的各種治療，短時間之內就能痊癒。根除惰性是一種精神層面的疾病，樹立堅定的信念，是治療的唯一方法，過程也可能相當漫長。

信念很重要，它決定著我們的生活態度、思維模式、處事習慣等，為我們指明生命之舟的航向。每一條信念都在不知不覺中影響著我們心靈的狀態和大腦的認知方式。去做一件相同的事情，心中有堅定信念的人與無信念支撐的人表現出來的狀態是截然不同的。有堅定信念的人不容易被打敗，就算遇到挫折也會迅速地重整旗鼓，尋找原因，繼續向著目的前進；而沒有信念的人，習慣得過且過的生活方式，一個小小的苦難就有可能將他打倒，從此一蹶不振。

正是因為如此，我們有必要透過冥想來培養堅定的信念，對抗那些包括惰性、畏懼在內的一切「病毒」。那些壞習慣往往源自心靈裡的一種軟弱和逃避意識，這種意識讓你在遇到困難時淺嘗輒止、半途而廢，而堅定的信念卻可以讓你擁有持之以恆的毅力——如果你的心是一間房子，那麼信念將為你加固房樑。

在我們接受並開始冥想之旅時，就是試圖塑造一個全新的自己。把冥想堅持下來，這同樣是一種信念的訓練。冥想，是給心靈做一場全面檢查，透過這場檢查，精神方面才能得到徹底的治療，心靈也才能正常健康。

強化內在毅力

開始冥想了，你的心靈就會被注入一種神奇的力量，頭腦獲得拓寬，意識的光芒也更為燦爛。

你從中獲得那種心靈變得自由的體驗，彷彿進入一個新世界，在這個新世界裡，平庸與神奇巧妙地結合了起來，你感受到自己的心境在慢慢地擴大，掙脫所有的禁錮。

去尋找和感受你的信念吧！在冥想中反覆告訴自己，選擇堅持的事，就不要輕易放棄。冥想的過程中，請保持謙遜、平和與自在，並試著在結束後，把這種狀態帶入到你的現實生活中去。

將自己的姿態放低，才能更徹底地感知和接受那些有益的能量。固執己見的人很難做到這一點，因為他們體內有一種根深蒂固的「自我封閉性」，始終阻撓著身與心的溝通與聯合，更會破壞對信念的執行。

不要把冥想當成一門難修的功課，它沒有那麼枯燥和困難。冥想，其實相當於你的「下課十分鐘」，是有益而輕鬆的，不僅能給我們身體上的撫慰，還給我們製造觸摸與體察自己心靈的機會。

這種自我暗示的過程，正是試圖建立起一個信念並慢慢地強化，多數的信念都是這樣開始的。就拿學習冥想來說，一開始，你聽到好友或者書本上向你介紹和推薦冥想，心裡有點好奇，那麼此時，它就還只是一個剛剛成形的「念頭」，需要不斷地自我加強才能成形。而建立堅定信念的過程，就好比在培養一個好習慣，通常會經歷無數次的動搖和偏離，通常都要在無數次的回歸之後，才能真正的穩定下來。

如果在經歷這些之後，你最初的那個「念頭」還在，並且越來越清晰，那麼恭喜你，它已經在漸漸地強化為「信念」了。當「念頭」成為「信念」，就不會再輕易地動搖。當然，這也需要你不斷地投注給心靈堅持的力量。我們需要認清那些正確的事情，並用自己的心力去維護它，把它當作一個自然而然的習慣嵌入到我們的日常生活中去。

請在你心中植入這樣一股信念——冥想可以調和身心，讓自己進化成更好的人，值得堅持。信念成功樹立之後，鞏固下去就沒有那麼困難了。

一開始練習冥想時，你也許

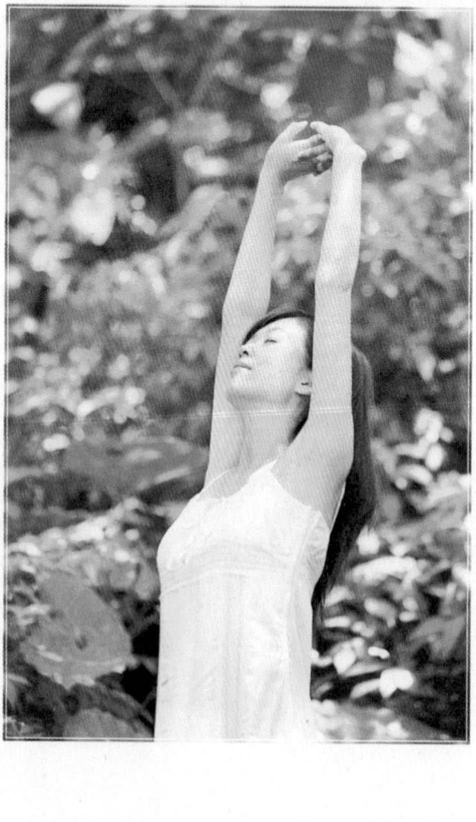

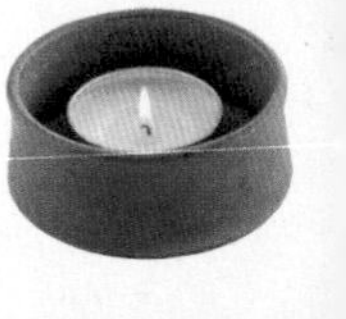

是幾近在「強迫」自己——因為必須要告訴自己，現在是冥想時間了，才能排除各種因素放下手中的事情進入冥想的世界。可是，當你建立了一種關於冥想的信念後，這就是一種很自然的事，就像我們體內的「生物鐘」，到了固定的時間就會去吃飯睡覺一樣自然，不再需要硬性的控制。

有了堅定的信念，內心那些惰性、逃避的意識等，都被封印了起來，很難再干擾到你的決策。當然，也要小心它們死灰復燃。我們都是普通人，都會有內心脆弱、搖擺不定時，如果出現了這種情況，請重新進行一次心理暗示吧！只要不斷不斷地強化心靈，這些「毒素」便不會再有可乘之機了。

開啟內在感受的翅膀

想想從前的時光裡，看到花開，你會想到春天的溫暖；看到葉落，你感覺到傷感；看到日出，你想到新生的力量；看到月缺，你想到人有悲歡離合……

目之所及的許多場景，都會在你的心裡激起無限感觸。你靈活而細膩地感應著生活，哪怕只是大自然裡一些細枝末節的變化。你為許多事情而感動，朋友的一聲問候，陌生人一個鼓勵的眼神，你都感受到並且回饋，世界在你的眼裡和心裡是多彩的，你的內心充滿豐富的感想。

被喚醒的心靈感受

可是，從什麼時候開始，你漸漸淡忘那種感覺呢？你過慣機械而雷同的日子，日復一日，生活似乎已經一成不變，早沒了新鮮。你不再像以前那樣被生活中的某些細節觸動，為心裡的某一些溫暖而感懷。為什麼？這是因為我們缺乏了感受力，或者說，我們的感受力變得不再那麼靈活。

感受力就像是心靈的「五官」。我們的身體，通過耳、目、鼻、唇、舌等器官獲知外界的刺激，而我們的心靈則通過感知力來感應著世界。憑著這種能力，我們的心靈能夠隨心所欲地獲取相應的資訊。

心靈的感受力是先天具備的，但它不會一直保持敏感。就像一把刀，如果沒有經常的打磨和使用會變得越來越鈍，感知力也會因為某些原因而鈍化，不再靈敏如初。

我所說的某些原因有許多種。有時是因為你置身紛亂的社會中，太執著於外界而忽略了內心的感知；有時是因為你受過一些傷害，你太在意那種傷痛的滋味，所以在潛意識裡讓自己的感知遲鈍。於是，你心靈的感受力慢慢地退化，以至漸漸感知不到自己內心發生的變化，只會

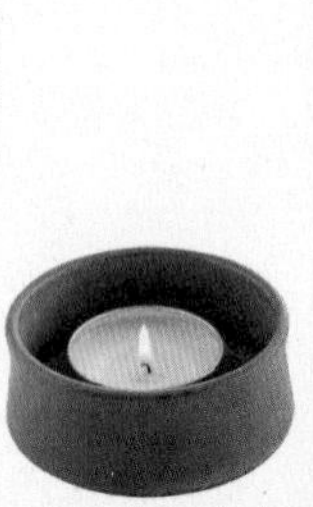

偶爾會有一種不可名狀的煩躁或難以言說的不安。潛意識裡有些擔心，卻又拒絕去細究。仔細想想，你是不是這樣？

人們都說，自己才是最瞭解自己的人。但同時我們又是最不瞭解自己的人。偶爾你會對自己產生一種陌生感，被自己忽然冒出來的某一句話、某一個念頭而覺得慌張，可你卻不知道怎麼辦。

很鬱悶是不是？這時，就該開啟感受力了。讓它靈敏起來吧！你的身體因為五官的感知看到了五彩斑斕、聽到了悅耳聲音、嘗到了酸甜苦辣，這些外界的東西讓你的生活豐富多彩。視覺、聽覺、嗅覺等感知，如果失去了任何一種，都會為你帶來不便和困惱，事實上，心靈的感受也是如此。我們應該敞開自己的心去體驗生活給予我們的每一種感覺，而不是將自己封禁起來，認為把自己隔絕在感覺之外才是對的。

現在開始重新啟動自己的感受力，讓感應力闖入你意識之中的各種瞬間，並靈活地做出回應，如此我們的生活才能充滿靈感和驚喜。靈活的感應力能夠抓住種種的第一印象，又能專注於生活中的細節，這些正是靈感的特徵。所以，想挖掘自己的靈感，首先就要開發自己的感應力。

以感覺重新編織思想

不用糾結這些闖入你心裡的片段對你有沒有意義？是不是合理？你只需要去充實自己的感受，讓內心豐盈起來。我們的內心是博大的，不應該將之局限為只容納那些你不得不去面對和處理的事，還可以關注所有你熱愛的事、你感興趣的事、所有你想做的事。

當你面對一件事物時，不要再習慣性地直接接受它，請先以自己的感受力去關注它，體察它給你的心靈帶來怎樣的感受。讓內心裡所有的感覺都靈活起來，這樣你才會注意到一切細節，並把握整體的布局。

此時，你在「感受」著一件東西，而不是單純的「接受」，你正以自己心裡的感覺來重新「編造東西」，即將自己的主觀經歷投注到客觀存在的事物上。就比如，當你用眼睛看到一件玩具時，它就只是一件玩具；而當你用心感受這件玩具時，它不僅僅是玩具，還是你的童年——你通過玩具，感受到的是久違的童趣和回憶裡的美好，以及成長的喜悅煩惱。

感受力是一種魔力，它能把枯燥的生活變得精彩，也能夠讓你的內心充實豐盈。小孩子之所以想像力豐富，無憂無慮，很大一部分原因是因為他們有著細膩的感受力，能夠從視野中挖掘出一些有趣的事情。冥想時，其實我們可以嘗試讓自己回歸到孩童時代，從而在一花一木裡，都能找到自己的樂趣和感動。

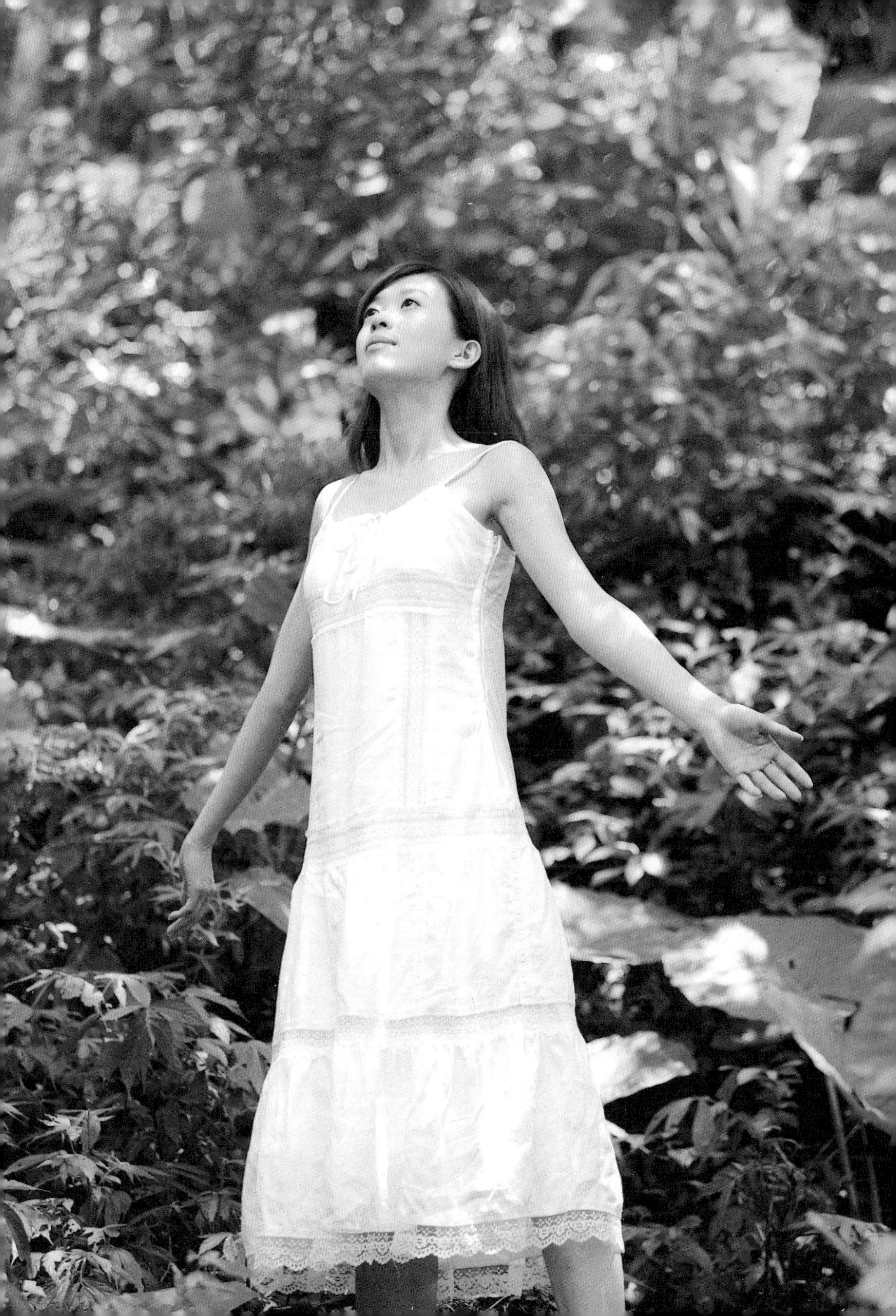

把冥想的過程當成感受力復甦的過程吧，想像你深入到內心裡最深的那一層、輕輕喚醒了自己的感受力了吧！你將可以靈動地感受整個世界。另外，你也不妨把冥想的整個過程都記錄下來，並與其他的冥想夥伴交流，分享經驗與感受——把自己敞開，才能有所獲得。

冥想的過程中，你加深與自己內心意識的關係，啟動塵封已久的「能量」。它不但可以增強你的感受力，還能挖掘出你的洞察力等更多的智慧，給你提供許多解決問題的新途徑，為你的生活帶來嶄新的局面。

你需要不斷地練習、不斷地自我鼓勵，也需要獲得他人的支援。其實，你可以試著組織一個友愛的小圈子，在同一個地方一起練習冥想。當其他的夥伴在你身邊時，你能感受到更多的力量支撐。你的氣息與他們的氣息交織在一起，你們閉上眼睛互相感受著彼此的存在，一起進入到冥想的世界裡，將是一件無比美妙的事！

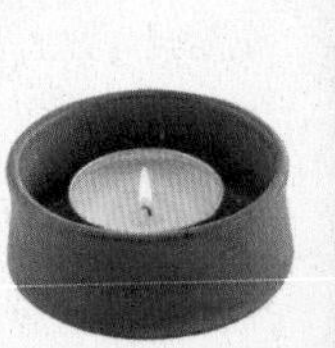

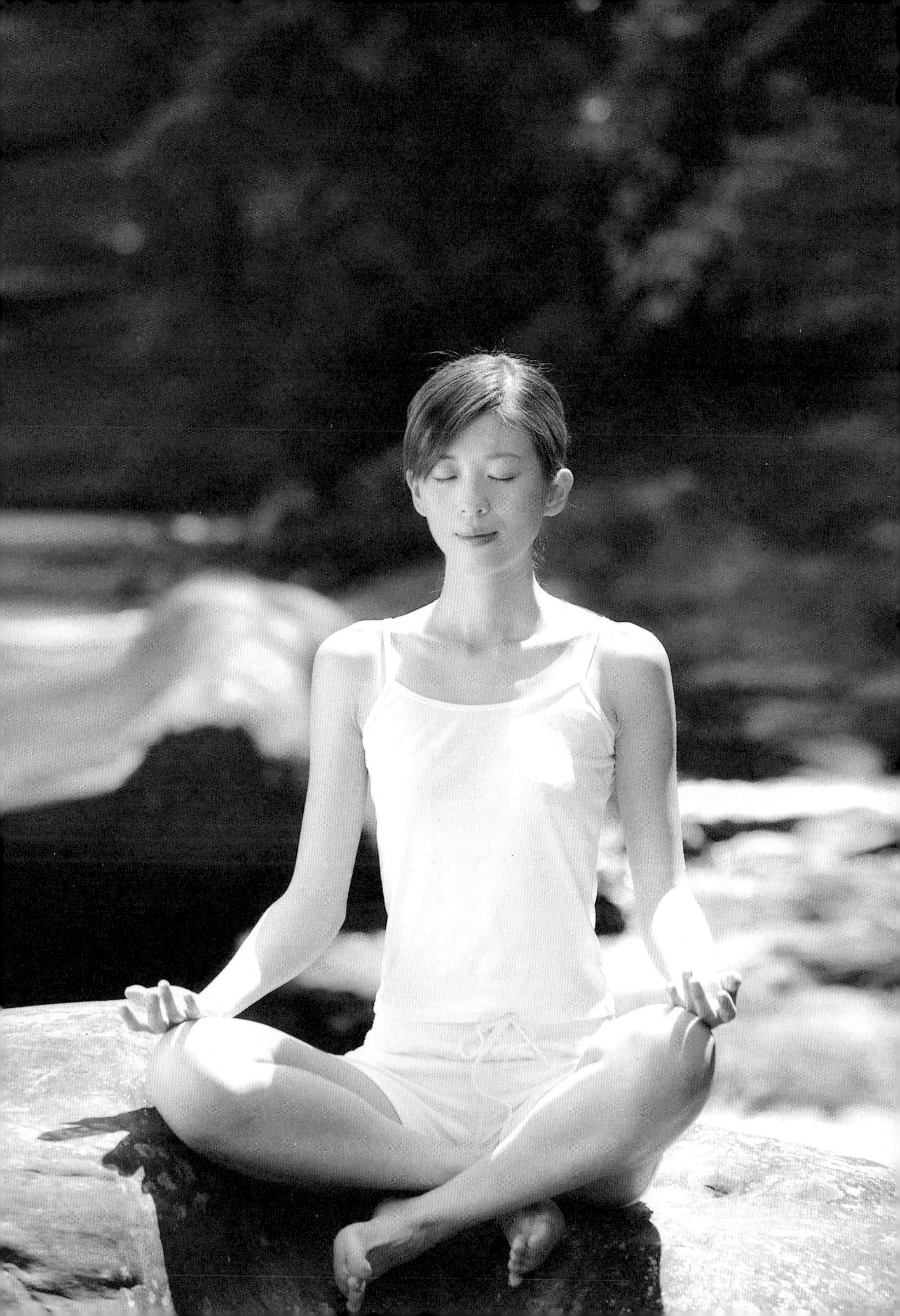

Part3

放鬆，冥想進行式

冥想需要集中注意力、心懷虔誠，才能駕馭想像，心誠則靈。
透過冥想的抒發，消除我們內心的毒素，感受最完整的自己，
達到精神上的平和，召喚新的積極力量，才能勇敢迎接未來。
就讓冥想幫助我們的大腦再次啟動前進吧！

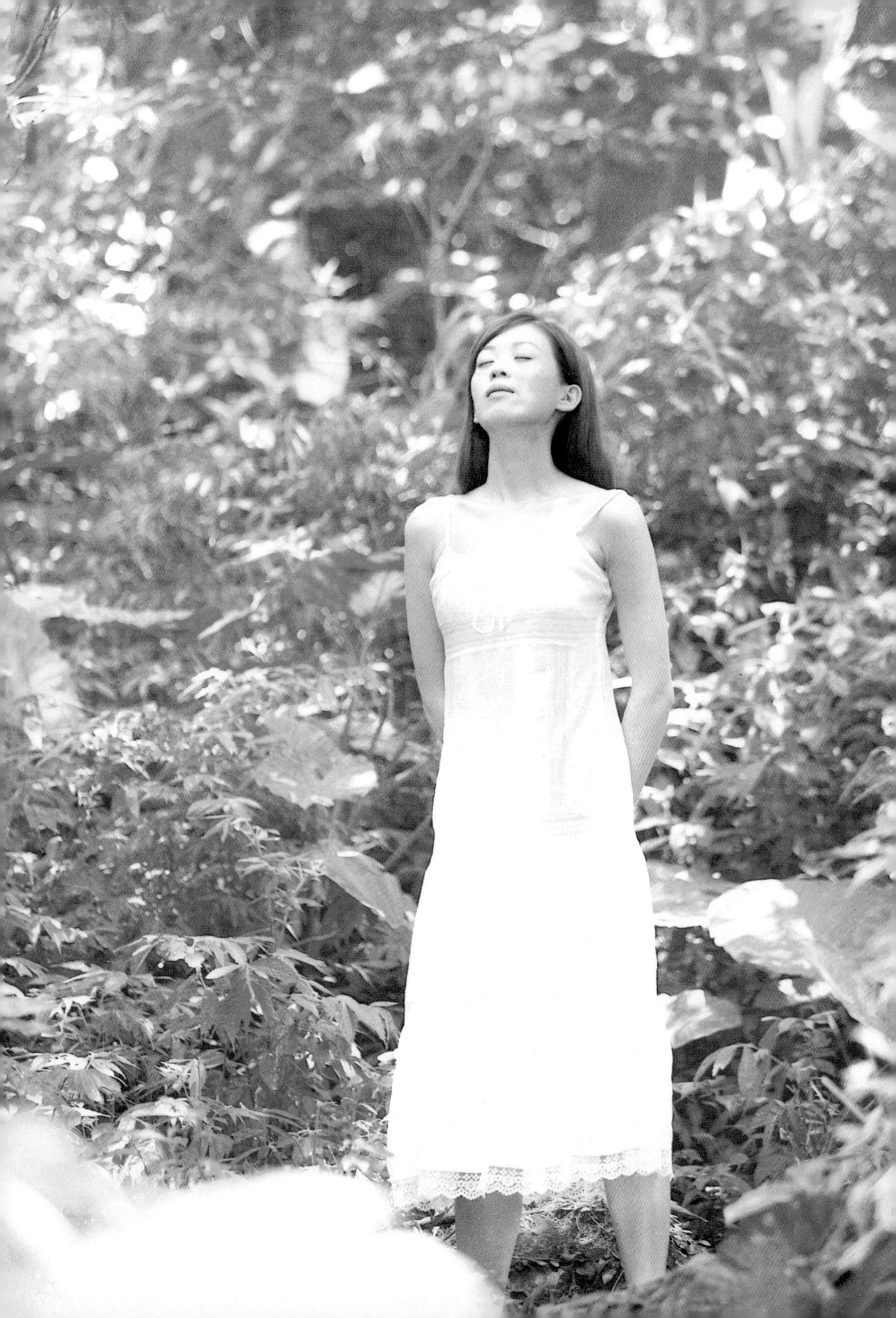

空閒時間的靜心儀式

冥想需要你有足夠的耐性、投入和堅持。關於冥想需要的時間，一般來講沒有具體的規定。因為我們冥想追求的是效果，是對身心的一種關照和放鬆，而不是那些刻板的教條。你可以根據實際經驗，為自己設定一個最適當的時限與區間，並且在多次的練習中逐步穩定下來。

每天撥出二十分鐘

一般來說，對一個熟練的冥想者，每次冥想的時間不要短於二十分鐘。冥想裡應是一種享受，每天其實只要抽出二十分鐘時間給自己做一個精神上的ＳＰＡ，會讓你的生活補充許多活力和健康。

冥想的二十分鐘，是指你進入冥想狀態之後，在這之前的時間是不包括在其中的。對新入門的人來說，可能二十分鐘過去了，還是沒有到達應該進入的狀態。倘若你覺得很難進入，也不要迫使自己過久地嘗試，因為長時間都無法入靜，你的心緒、精神可能會越來越不安、騷動，離冥想的境界越來越遠。

給自己四十分鐘嘗試靜靜地引導自己的身體和心靈，慢慢地安靜下來，然後進入那個奇異的世界。如果四十分鐘內你仍然無法打開冥想之門，就暫時停下來，找找原因，而不是固執地向前走。

你不得要領的原因，可能是已經走上了一條錯誤的路，就算一直走下去，也看不到冥想之光。找對方式，才能更快地走進冥想，否則就算你用一、兩個小時，也不過是浪費時間，或許還會適得其反，讓自己的心靈更加浮躁。

當你沉入冥想，那麼在這二十分鐘裡，你的身體是安靜的，頭腦裡沒有任何雜念，也不會受外界的干擾，甚至感覺不到時間。你不再是那個整日忙碌、顧不上關心自己心靈的人。現在，你的身體在與你的心靈對話，你審視著一個完整的自己。因為許多隔閡，你已經太久沒有聽心裡的自己說話了，現在就好好聽聽吧，聽那個自己到底會跟你說些什麼。

冥想的知覺感受

你想不想知道這二十分鐘裡你的身體和心靈都發生了什麼？簡單的說，是三個階段。第一個階段是引導期，這時，你慢慢地放鬆下來，似乎還可以察覺到大腦的想法，也許是一些愉快的幻想，比如置身美麗的花園，這些美好的畫面在你腦海裡不停地走過，你開始覺得心曠神怡。

第二個階段，知覺在漸漸地消失，你的身心穩定下來，感覺到自己變得輕飄飄，就像鳥在天上飛、魚在水裡遊，十分愜意。似乎有柔和的光緩緩的撒在你的身上，又似乎什麼都沒有。知覺的完全消失，是人類高度放鬆的體現，如果你能夠進入這狀態，說明冥想水準已經稱得上高超了。

第三個階段是一種完全的平靜。那種感覺就好像你的靈魂離開了身體。在這個期間，我們的大腦波頻率會減緩、身體各項機能運作也慢下來，從而產生深度的放鬆，足以與深度的睡眠相媲美。

實驗證明，在二十分鐘的有效冥想中得到的放鬆，能夠抵過數小時的睡眠。所以，如果你夜晚睡眠不好、白天卻容易疲乏勞累，可以通過冥想調整自己的精神狀態。短短二十分鐘，就相當於讓身體獲得幾個小時高品質的休息，你的身體立即遠離疲憊感。

當我們在冥想狀態中時，呼吸會漸漸地緩慢下來，等到心臟的跳動和脈搏的起伏適應了呼吸的速度，整個身體的各項「運作」就有同一種節奏。心臟和脈搏的工作，是讓我們的血液流通全身，隨著它們的速度減慢，我們腦部的供血就會有所改善，就能調節情緒並靈活大腦。

看似什麼都不做的二十分鐘，其實你的身體內部經歷了不小的轉變，你的精神也在慢慢地被淨化和調理。堅持下去，你總能甩脫那個死氣沉沉、疲勞不堪的自己。

我們生活的外在環境，競爭越來越大，壓力也越來越大，身心狀況也越來越差，而且常常得不到緩解，這已經形成一種惡性的循環。冥想可以打破這循環鏈條，讓我們內心趨向平靜，用冷靜的姿態來應對各種狀況。

太多時候，我們總是執著於「得到」，在心裡積攢了太多的垃圾，急功近利的心態讓人苦不堪言。放下這些雜念，安靜地去冥想，是一種「捨棄」，把大腦裡的垃圾都清理乾淨，反而能夠輕裝上陣。不要忽視身心上的不適感，這些小的弊端積少成多將會對你造成很大的危害。掌握自己的心念，讓內心平靜，才能更專注於思考力。

挑選二十分鐘完全留給自己，關掉手機等聯絡工具，也告訴家人暫時不要來打擾你。認真地跟自己獨處，讓大腦

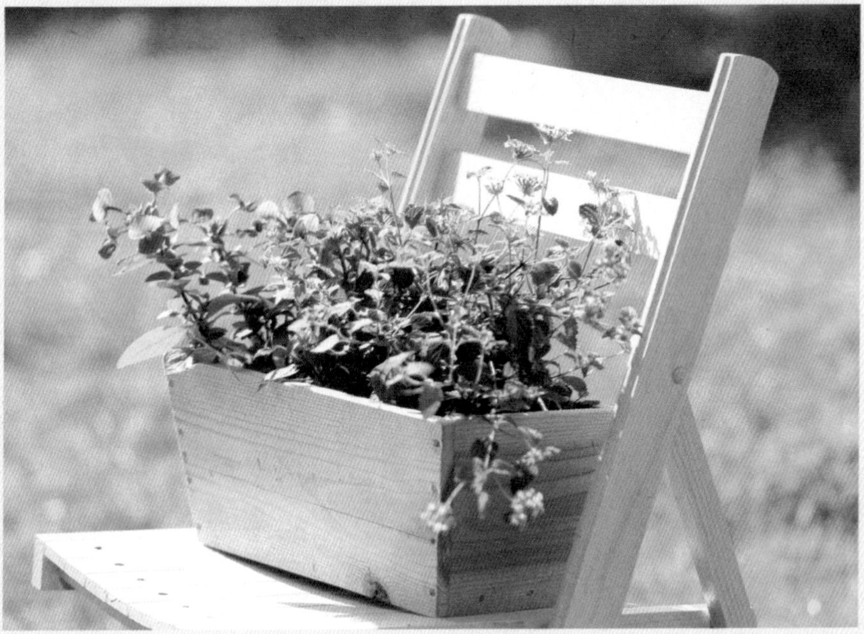

暫時空白，給身體休息的空間，也給心靈充充電，才能元氣十足地面對和迎接生活中接踵而來的挑戰。

冥想幫助你切斷壓力的循環，不要讓生活和工作上的壓力占領你整個心理空間，不要覺得這二十分鐘的「放空」是浪費時間。放下，是為了更好地拿起。如果你一味地只想「拿起」，反而會因為心力不足而失去更多。

靜下心來，哪怕你處在喧囂的都市，也可以給自己創造一方靜謐的淨土。冥想並不是一件難事，最難就難在持之以恆。把冥想作為生活的習慣堅持下來，而不是三分鐘熱度，因為只有堅持，才是有效的。就像打掃房間一樣，只有每天都進行和保持，才會一直保持敞亮。大腦和內心也像房間一樣，每天都會落盡塵埃，需要你來清理。

給自己一扇向陽的窗，開始每天二十分鐘的冥想，感受生活的美好。

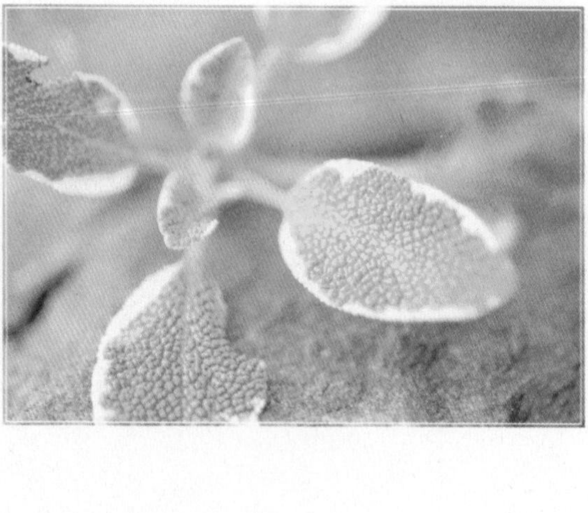

舒緩你的身心靈

冥想的過程中，你的身體、氣息和心靈在進行一場積極的互動，他們三者必須協調一致，才能取得最好的效果。

調身是放鬆第一步

冥想時，首先要保持好自己身體的姿態。拿通常的靜坐冥想舉例，你可以在地上盤腿而坐，將雙掌上下相疊，至於左腳和右腳、左掌和右掌哪一個在上，可以自由選擇，但選擇好一種坐姿之後，就不要隨意更改。

慢慢地把肩部放鬆，頸部和脊椎挺直，自然放鬆。將頭頂的正上方，作為調整身姿的基準點，想像一下，在那一點上有一條線把你的整個身體往上拉，讓你挺起身。把這根想像中的中心線，作為身體姿勢的基準線，坐得平衡而對稱。注意，請一直想像著來自頭頂的力量牽引著你的身體，是你的頭部在支撐你的頸部、肩部，而不是這兩個部位在支撐著你的頭部。這樣想的重點，是讓自己感覺到提升的力量，同時也緩解頸部和肩部的負擔。

在平時我們的站立坐行中，頸部和肩部已經受了太多的壓迫，急需疏解。想像你的頭部是空的，頸部是空的，肩部也是空的，整個身體都處於放鬆的的狀態，地面支撐著你，頭頂上那根「線」拉著你，你不用付出任何一點力量，只需要放鬆地把自己交出去。

靜坐時，你是在用骨架來坐，而不是肌肉，想像全身的肌肉都放鬆下來，每一個毛孔都在與外界進行交流。肌肉的用力會影響到冥想時全身血液循環的平穩，所以冥想中盡量不要使用肌肉的力量，而是用骨架平衡身體的姿態。同時也要留意，骨架是用來平衡，而不是用來支撐的。把自己想像成一株植物，紮根土壤中，挺拔地向上，不需要使用多大的力，因為向上有天空的牽引，向下有大地的依託。

除了身體的大框架，還要注意一些細節方面的調整。比如五官，眼睛要輕閉，舌頭自然擺放，牙齒輕咬，鼻子和耳朵也保持自然的姿態。五官和五臟、五神是相連的，相合之後，你的整個身體就處於協調一致的狀態。

調整氣息・平心靜氣

調息，也是吐納。在剛剛坐定時，給自己幾個痛快的深呼吸，將心神穩定下來，開始緩慢的吸氣和吐氣。讓自己的念頭跟著氣息走。吸氣時，整個身體都在吸收；呼氣時，整個身體都在釋放，讓身體融到你的氣息中。

呼吸的過程要盡可能地放緩，這樣身體機能的各項進程也會漸漸地放鬆起來。一開始，你用鼻孔吸氣和呼吸，但在不知不覺中，嘴巴會參與進來，協助你氣息的轉換。呼氣，吸氣，感覺平和的能量在流動中包圍著你、沖刷著你，讓你得到淨化、得到清潔，污垢和塵埃都不見了，你露出真實的顏色。

把心念集中在自己的呼吸上，可以幫助你屏除雜念。你呼吸輕鬆而頻率平穩時，整個人的心念也跟著輕鬆平穩起來。當周圍和你的心都歸於平寂時，你能清晰地聽到自己呼吸的整個過程，輕快自如。慢慢地接受它的引導，讓整個身體都規律起來，跟著呼吸的進程來進行冥想吧！

不要小看呼吸的作用，如果呼吸方法掌握不好，不但無法入靜，還可能出現偏差，引起胸悶、氣短、腹脹，嚴重時甚至無法自主呼吸。

調心、調神是冥想關鍵

請把那些呼吸之外的雜念都隨著呼吸排除出去。有雜念時，不要去管它，專注於呼吸就可以屏除它。讓心念跟著你的氣息，一起變得柔和、均勻、細緩、深長。精神放鬆，情緒安寧，進行意識的自我調整和鍛鍊。正確的調息吐納具有按摩內臟的特殊功效，而調心則可以「按摩」你的心靈，改善心靈，消除不良情緒。所以，調心在這三要素裡有決定性的主導作用。

難以入靜，是每一個學習冥想的人最容易遇到的難題，往往求靜心切，反而更容易急躁，結果越求越煩，更難進入狀態。入靜，就是透過意識的調整，把胡思亂想統一於專注靜思，再進入到「萬念俱寂」，悠然自得。

調心，就是要解決難入靜的這個大問題，把所有的思緒都籠絡到一起，集中到某一點上，比如我們之前說的呼吸。集中的目的是為了「發散」，等集中到一定程度時，你就會慢慢地放鬆自己，放輕一切，雜念漸漸地散開了，身心都平寂下來，在自己都沒有察覺到時，就進入到奇妙的入靜，整個人都清爽起來，回歸到最真實的土壤。

調身、調息、調心，一個都不能少，三調相應。調身，是調息和調心能夠順利進行的必備條件；調息，有助於氣息的平穩放鬆和精神的寧靜；而調心，也會幫助你調身，心靜時，身體的姿態和吐納的頻率自然也都可以穩定下來。

身體、呼吸、心緒，都需要進入到一種平和的穩定狀態，三者有一項沒做好，你都很難進入到真正的冥想。而如果在冥想中，這三者有一項出錯，你的心神都會被打亂，冥想就會半途而廢。

從細節做起，抓好每一個步驟，你才能更好的掌握住冥想的訣竅。

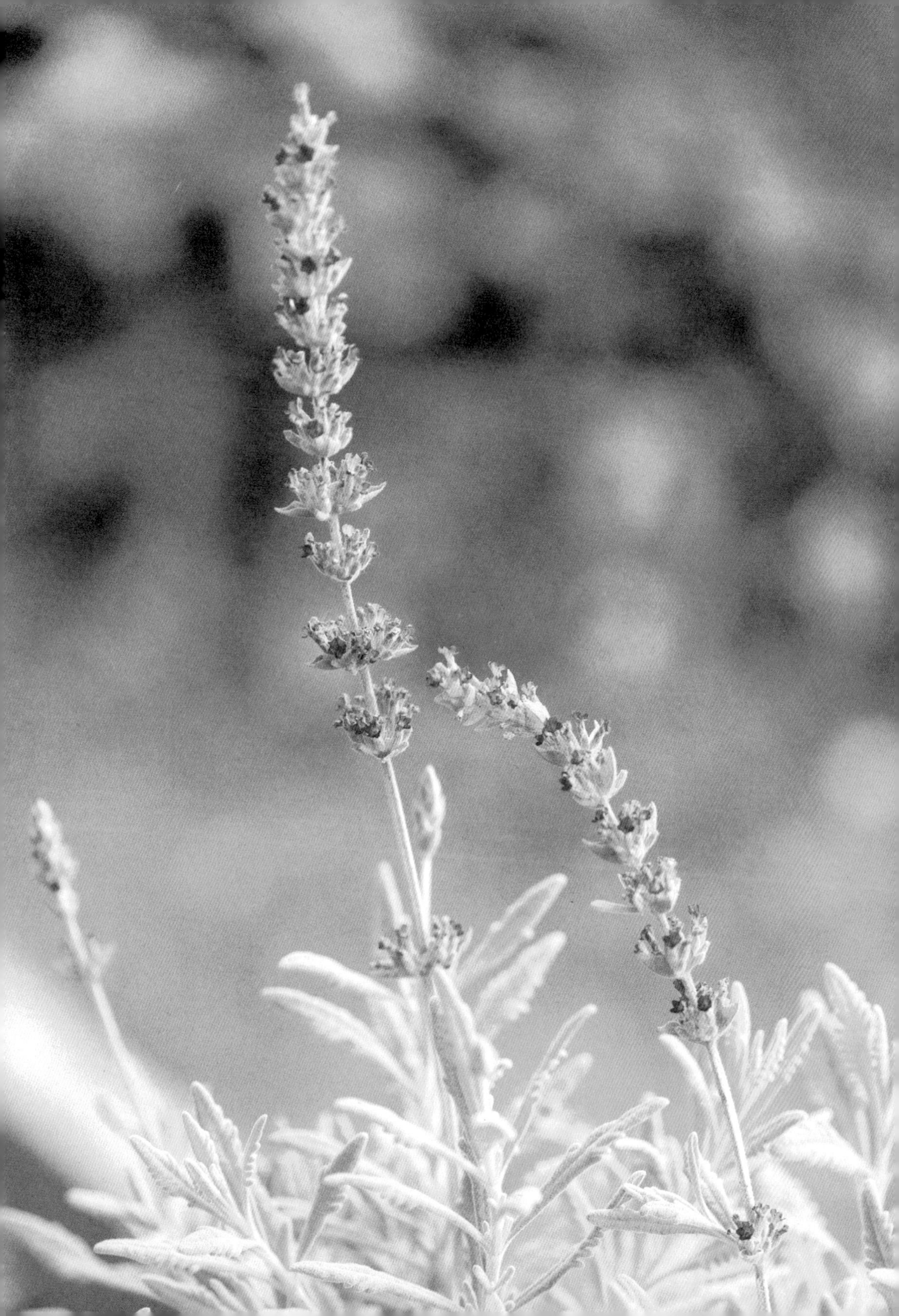

冥想不是許多人以為的那樣，閉上眼睛靜靜地坐二十分鐘，這只是閉目養神。冥想是一門藝術，一種功夫，需要認真地練習，日復一日地堅持，中途也許還會走一些彎路，要經過反覆的嘗試和努力，才能真正的瞭解和學會冥想。

虔誠，內心的敲門磚

進入冥想後，我們將慢慢地放鬆自己的身體、精神、情緒，感到身心的每一處角落都舒展開來。我們的呼吸找到了最舒適的頻率，如嬰兒一般地舒暢，精神無拘無束，像在廣闊的意識世界裡自由飛舞，氣息和能量也自由地穿梭。

我們在一呼一吸中釋放著自己，並積極地喚醒沉睡的能量，讓自己放鬆，感受著生命的仁慈。

沒錯，生命是仁慈的，所以在冥想的全部過程中，請保持著虔誠。虔誠，就像我們進入冥想世界的敲門磚，為你指引著方向。我們相信冥想會給我們帶來神奇的變化，因而我們放心地把自己交給它。

心懷感恩面對一切

花一點時間，去回憶一下生活中遇到的值得感激的事，父母給你的慈愛，朋友給你的關懷，每一次獲得、每一次領會，都讓你感恩。生命本身是仁慈的，你應該感激和享受這一切，而不是把心力集中於那些不盡如意的地方並不停地埋怨。

我們的心中有什麼，眼中看到的都是什麼——心中有感恩，眼睛就多看到生活的美好面；而若心中是怨恨，你關注到的就只是生活的狼藉面孔。對於改變外界，我們也許無能為力，但我們能改變自己心境，積極樂觀地迎接和應對生命中的挫折和失意。

冥想，就是重新開發你的感激之情，想想那些你心中堅持的東西。真實、善良、美好，都是真實存在的。隨著呼吸，感受真善美就在你的周圍繚繞，把你容納在裡面，你的世界是美好的。現在，你的身心都敞開，生命裡的陽光普照著你，讓你心安。

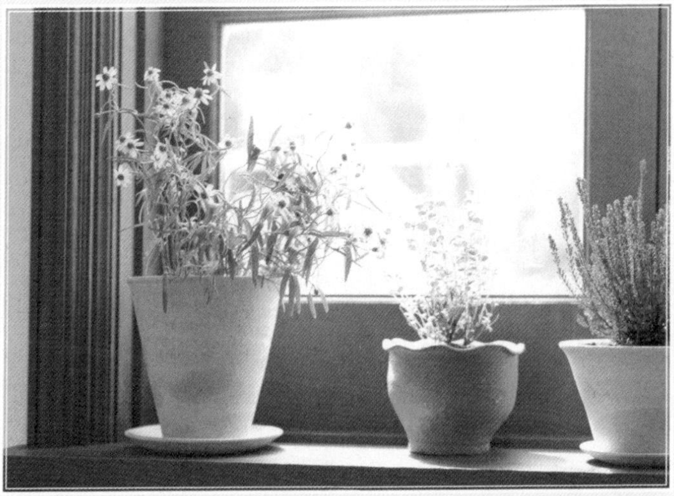

生命是神聖的，我們應該為擁有它而心懷感激。同時，感激那些我們愛護和珍惜著的事物，感激愛護和珍惜著我們的人，感激上天讓我們降臨到世間，又給我們無限的感受。我們與萬物緊密聯繫在一起，跟宇宙中的一花一木一樣，都在接受著宇宙的支撐，都感受著生命的神聖，對此，我們應該感恩，而這種感恩理應虔誠。

虔誠感受美好生命

慢慢體會心中那份虔誠的力量吧！我們信任這個世界，而它給我們支撐，給我們生命的脈搏。我們正懷著虔誠，一點點地探索自己全部的力量，感受內心的能量還有靈活而機敏的直覺，以及獲得釋放的創造力，就是我們神奇的生命。

我們可以在廣闊的意識裡，找到身與心的和諧，

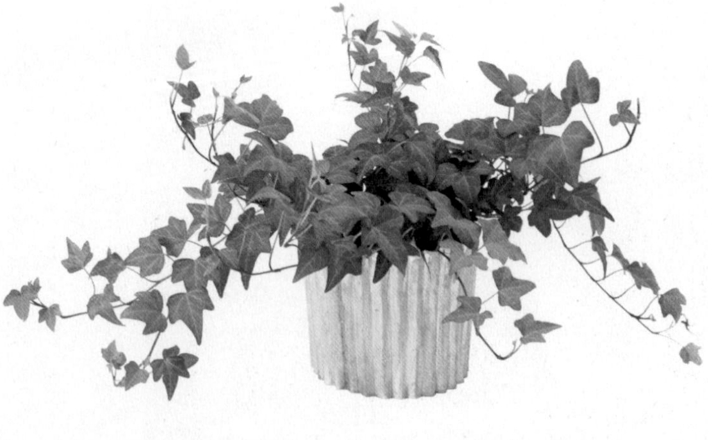

找到精神與靈的和諧，我們的靈性、活力、創造力都紛紛地湧現出來，能夠擁有和感知到這一切，是多麼美好的一件事呀！

伴隨著虔誠的姿態，你感受到了嗎？你在冥想的世界裡已越走越深，就像沿著一條階梯一路往深處走，越來越接近內心裡最真的自己。這個過程拋離世俗裡的喧囂與繁雜，與深層自我親密接觸，你彷彿更加清醒了，進入到真我深度。

懷著虔誠，喚醒你的想像力和洞察力，喚醒沉睡著的潛意識，想像你的意識像鳥兒飛過天空一樣自然而自由。我們就此獲得徹底的放鬆，融入到宇宙的浩瀚中。宇宙是我們的天空，為我們的意識準備了一個寬敞的空間，身體獲得輕鬆，精神獲得釋放，就好比脫胎換骨，擁有一個嶄新的自我。

這一切值得我們虔誠以待。光是虔誠地相信還不夠，還要虔誠地執行。注意你現在的意識，比如生活中的不解和困惑，還有內心裡那些負面的、無法控制的能量，憤怒、失望、不安等，如果這些東西讓你緊張並退縮，請用冥想去關照它們。

注意你的心靈，坦誠地對待它，允許自己把負擔都放下，還原一個輕鬆自如的真我。懷著對宇宙、對生命、對萬事萬物的虔誠，我們一邊放鬆自己，一邊想像讓氣息帶走所有的煩惱，並打通意識裡任何不順暢的地方，讓它流轉地更通暢。

重建內心的城堡

消極、負面的情緒將隨著氣息的新陳代謝被排放出去，消融在宇宙之中，或沉墜到大地。我們完全有理由擁有更好的生活和更好的自我。當心中所有的囂雜都被清理出去時，正面的、積極的能量就開始復甦，發揮巨大的作用，幾乎是重建裡你內心裡的「城堡」。

你的心靈在漸漸地變輕，因為擺脫生活中的諸多沉重，更能體會到生命的神聖與仁慈。生命已經賦予我們許多珍貴的東西，比如智慧、想像力、靈感，我們惟有以虔誠的態度來回報。

在冥想時，沒有一顆虔誠的心很難達到入靜狀態。如果不夠虔誠，你會習慣性地去牽附、去刻意地投入，這樣往往會事半功倍。冥想，追求的是一種和諧自然的狀態，而不是強求。

請保持著虔誠，感受自己的意識越來越自由，專注的力量正在加強，直覺變得敏銳，想像力和創造力也漸漸強大。請相信，在冥想中你能找到自己身心的庇護所，那裡沒有勞累，也沒有欺騙與背叛，你不必再擔心受到傷害，只需要安心地治癒自己。

虔誠讓你與環境和諧一致。信任這個支撐著你的世界吧！放心地把自己託付給它！想像自己的身與心都參與到這個大環境中去，與它相互融合，相互支持，並從中獲取能量。

虔誠地相信，你才能創造奇蹟，生命被注入了活力與新生的力量，奇蹟就發生了，也許那會讓你自己都感覺到驚訝——這可能是你都未曾想到過的夢想，竟然就這麼實現了。多一份虔誠和信任，少一份猜忌和質疑，原來，我們的生活可以更美好。

深度凝視你的焦點

冥想的深層狀態，就是讓你所想的物件最終消失，心的作用也隨之消失。在此之前，請將所有的注意力都集中在一點。

例如，當我們整理房間時，要將一些東西清理出去，你會找出一件清理一件，還是將所有需要清理的東西都聚集起來，一起清理出去呢？顯然後者比較輕鬆實用。冥想也是一樣，如果心裡的念頭多且散漫雜亂，是無法順利入靜的，而當你所有的注意力都凝聚到一點，保持定點的專注，那麼在專注中，便容易忘記自身、忘記一切。

聚合焦點，釋放焦點

我們可以這樣來理解，集中注意力，就是把自己全部的能量都聚合在某一個特定的物件，比如一朵花。但冥想不僅僅是這樣，在集中之後，我們還要把意識從這朵花上再轉移開來，也就是將聚合起來的能量再釋放出去。先聚合再釋放，在這一聚合與一釋放間，我們達到內心的平衡，並找到身心的支點。

與我一起在腦海裡設想這樣的鏡頭。你的面前有一朵害羞的花，花瓣是粉紅色，花葉是翠綠色。當觸到刺目的光芒，它會漸漸地收縮自己所有的花瓣捲成一團；但是，當光線溫和下來，花朵又會一瓣瓣地綻放。

集中注意力就好比把自己的花瓣都收縮包裹，而冥想就像花瓣又再次地打開。集中是為了打開，但再打開時，已經不是原來的樣子了。

冥想時集中注意力，是為了在一瞬間釋放，完全地打開自己，忘記之前所有的雜念，也忘記你方才集中注意力時的那個焦點，比如那一朵花。記住，學會了這一收一放，一集中一打開，你才能進入到真正的有效冥想階段。

集中注意力的練習

集中注意力不光是靠心和思緒，必須讓

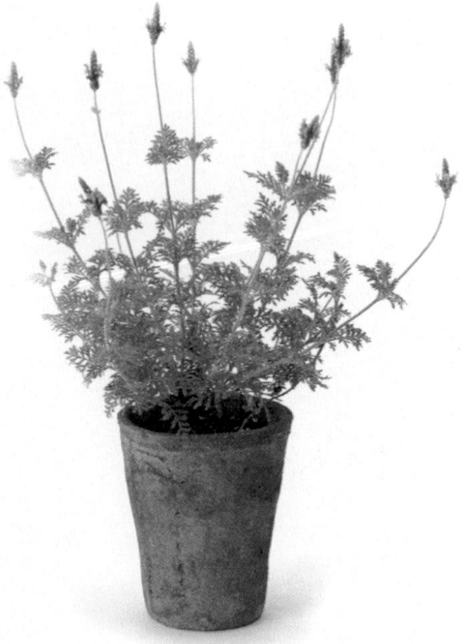

身體的各個部位都配合你一起完成。不妨先感覺一下集中注意力的練習。準備一朵你喜歡的鮮花，插在花瓶裡，再把它放在安靜的地方，距離你三十至五十公分，確保鮮花的花瓣跟你端坐時的雙眼視線，保持在同一水平面上。

以普通的靜坐姿勢坐定，挺直上身，讓頭部、頸部和脊椎保持在同一直線上，放鬆身體，肌肉不要繃得太緊，要坐得自然而舒適，並用比正常呼吸慢一拍的速率呼吸。現在開始全神貫注地盯著你面前的花瓣，注意，是花瓣，把視線集中在花瓣上，而不是花瓶或花枝上。盡量不要眨眼睛，保持十秒，如果眼睛痠痛難忍，可以把時間縮短，但切忌在這個時間眨眼。

結束後，把你的眼睛閉上，用意念對花進行觀想。要聚精會神，把你所有的意念集中在雙眉中心的那一點，觀想鮮花的形狀、色澤、姿態等等，盡你所能地把它還原，就像你仍然再睜著眼睛觀賞那朵花一樣。十秒鐘之後，把眼睛睜開，重新把視線和注意力集中到那朵鮮花上，保持十秒，再閉上眼睛觀想。反覆進行……如果在這些過程中，你的注意力和意念跳躍到別的事物，請立即拉回，重新集中到鮮花上。

這樣進行十到十五次結束後，閉上眼睛靜坐二至三分鐘，放鬆自己的身體、呼吸和心神，不必再去想那一朵花。這種方法可以練習你集中注意力的能力，物件可以根據自己的喜好更換，除了鮮花，也可以是照片、水果；除了可以用眼睛看的，也可以是用耳朵聽的，比如水滴、鐘擺。

入靜的冥想狀態

我們把話題重新回到冥想上，現在你已經不需要實物的鮮花了，調身、調息，閉上眼睛，觀想你腦海裡的那朵花，形狀、色澤、姿態，把所有的注意力都集中到這朵花，那朵鮮花也越來越清晰，好像就在你眼前一樣。你可以想像自己雙眉之間的那個點，正在以同心圓的方式向外擴展，再配合上吐納的作用，慢慢地，慢慢地，最終鮮花消失了！你原來的集中注意力的心念也全部消失了！

這一刻就是冥想的入靜狀態，是我們練習冥想最渴望達到的狀態。

在冥想進程中，入靜之前把注意力集中到一點上，並沒有特定的物件，不論集中到呼吸、想像中的某一物體，或是幻覺中的某一道光都可以。只要你能把自己全部的心念都聚合到這一點，並知道如何更快地找到釋放的途徑，就可以輕鬆的進入到入靜狀態。

我記得小時候看３Ｄ立體圖，一開始總是不得要領，左看右看，完全不知道應該怎樣進行。誰知道，當眼睛累得有些花，心裡一恍惚時，立體形象忽然就閃現出來且十分清晰！但只有一瞬間，當我因為喜悅而心神慌亂時，那個立體圖並又曇花一現般的又不見了。

後來反覆幾次，我就掌握到方法。看３Ｄ立體圖要懂得什麼時候把目光聚焦，什麼時候渙散。如果在聚焦和渙散之間有一條線，你把自己的狀態保持在這條線的某一個點附近，就能讓

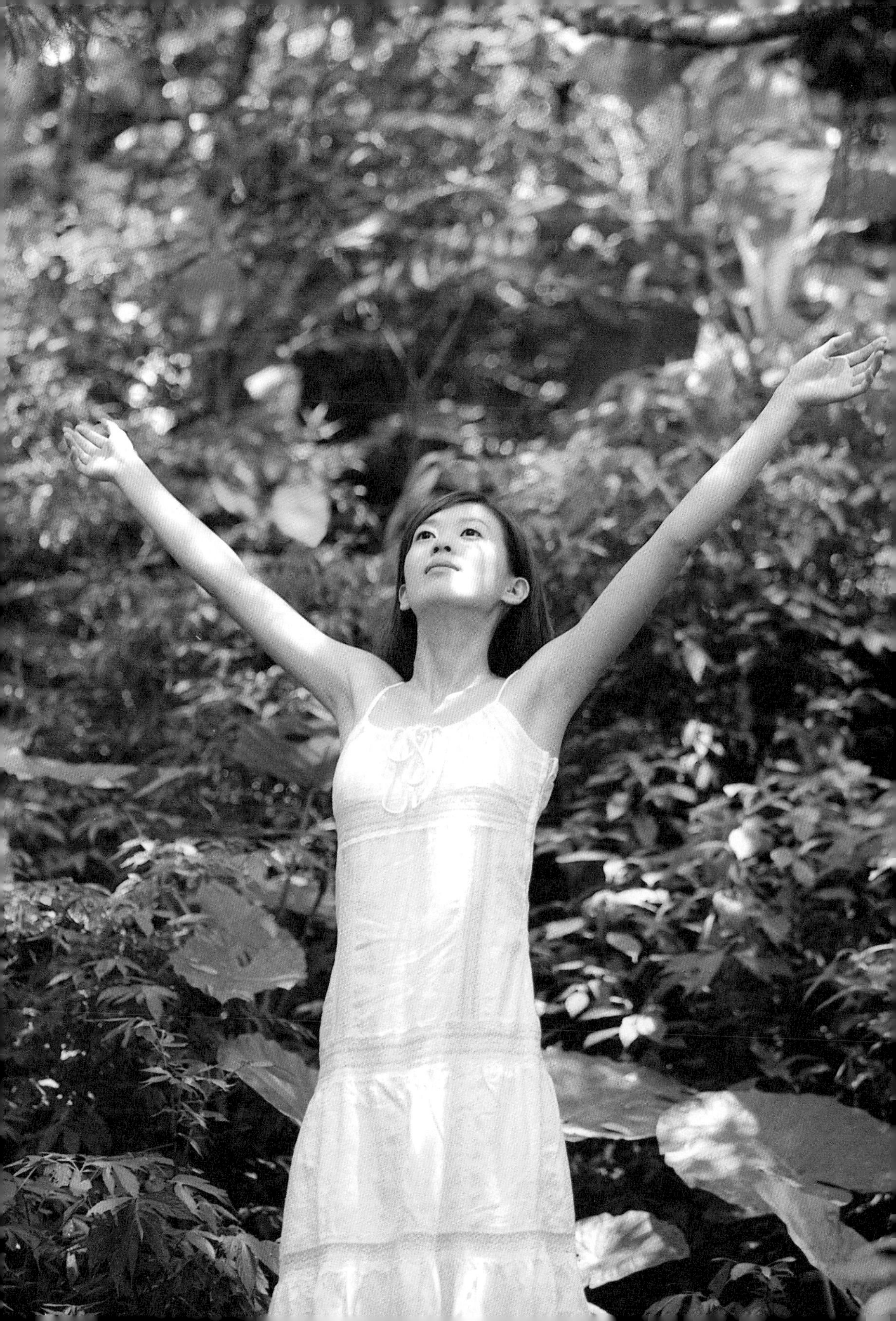

立體圖片出現在你面前，並任你視線在畫面上來回地轉，或者忽近忽遠，它都不會消失。

冥想也是一樣的道理，要懂得什麼時候收，什麼時候放，什麼時候集中注意力，什麼時候又釋放，掌握了這些，你才能在冥想的進程中遊刃有餘地掌握狀態。

這其中是有規律可尋的，但每個人的自身規律會有不同，需要你在時間中慢慢地摸索和探尋。有些人嘗試過數次找不到，就輕易地放棄了，也有些人一直堅持，反覆地試探，終於有一天豁然開朗。

Part 3
放鬆，冥想進行式

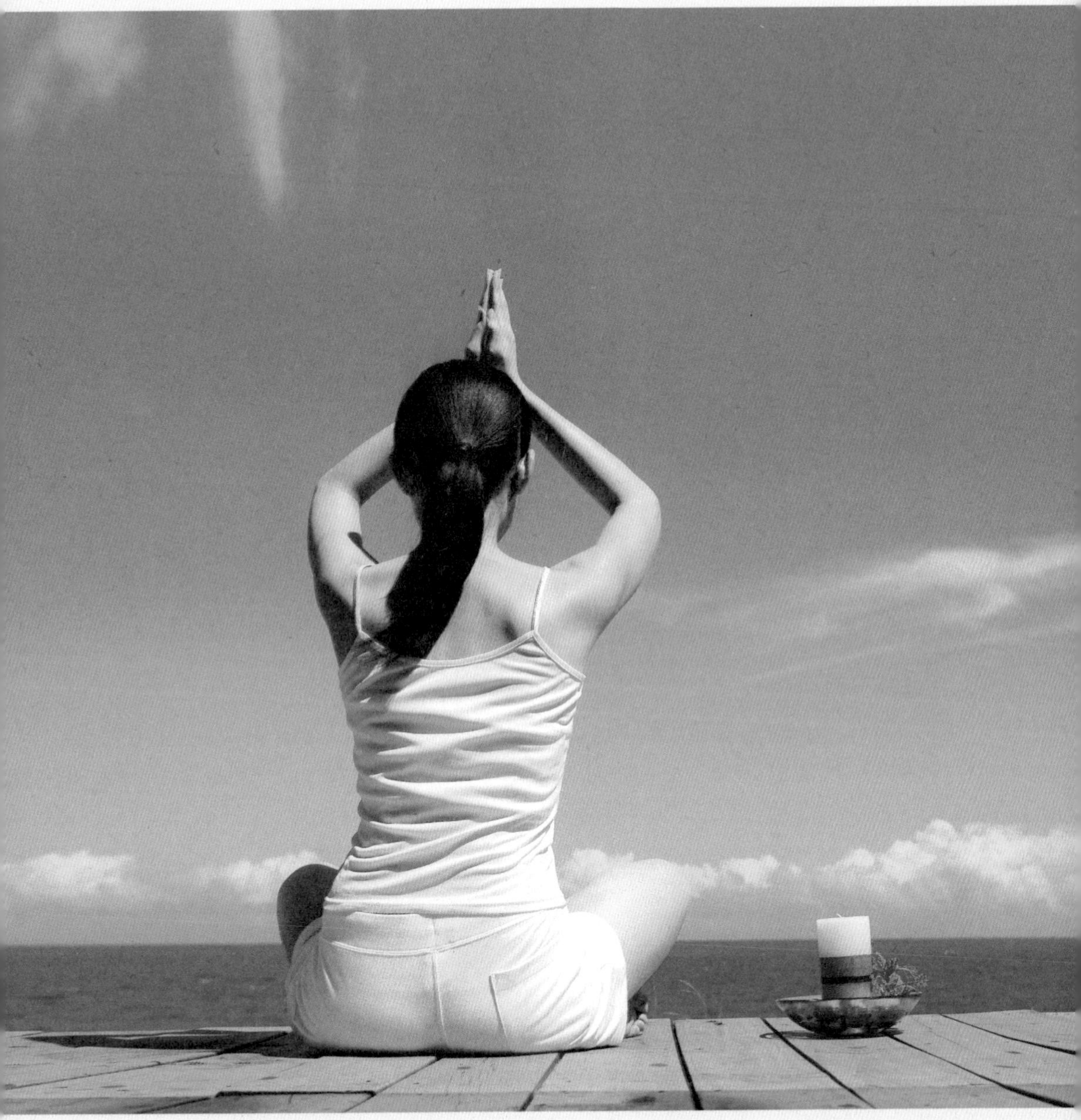

攀著大地的活躍想像

在冥想的世界裡，你的想像是鮮活而生動的。透過自己的內心，想像著一些積極而美好的事情——當整個意識敞開來，想像就有了充足的空間，有條寬敞的路徑。冥想中，你想像中的一切都彷彿在真實地上演。

打開想像的門扉

冥想，為想像打開了一扇門，你自然而然地走進這個門，沿著走下去，許多可能性就這樣被挖掘出來。心靈像被注入活力，許多從未體驗過的感受，忽然就出來了，神奇到讓你驚訝。那種感覺就像愛麗絲掉進樹洞的世界，許多不可思議的事情一一發生。很奇怪，當你身體完全靜止、理性思維完全靜止時，直覺卻無比活躍，那是一種很微妙的感覺，你覺得自己的意識還是清晰的，但這些畫面在真實的世界其實不會發生，而你就這樣看著、感受著，卻絲毫不覺得它們突兀或虛假，反而覺得世界本來就是這樣神奇！

這個時候的想像很活躍，但同時也雜亂無章。如果你沒有正確地駕馭它們，很可能就會一直陷入繁雜的想像裡。請你感受從冥想中而來的一切，並坦然地接受它們，試著去靠近，它們也許是你平常生活中受到壓抑的東西，也許是連你自己都未曾察覺到的另一面，也許含有某一種獨特的暗示，甚至也許是你心靈中的某種預兆。它們毫無規律又似乎有章可循，它們都是與你相關的，或根本就是你孩提時代的一個美夢，關於魔法或關於天堂。

跟著呼吸做想像

適應這個環境，因為環境也正支持著你。當你在複雜的想像裡失去方向感時，就跟著自己的呼吸吧！靜下心來，感覺你的氣息，沿著它為你指引的方向前進。吸氣時，把這個過程放慢，感受整個身心都放鬆下來，想像力卻在悄悄地集中起來。

在冥想時，你全部的身心都將參與進吐納工作中。吐，吐出囂雜；納，納進新生。順著你的呼吸開始想像，你與周圍的環境漸漸地融為一體，你與所有你愛著和愛著你的人一起呼吸，吸氣時同時吸氣，呼氣時同時呼氣，你們是一個和諧的整體。他們似乎就在你身邊，你們的心靈和精神都是相互協調的。他們很愛你，你也深愛著他們，你們存在於一個開放而包容的環境中。

你在紛亂的冥想世界裡，如走馬觀花，但這些大多是被動的想像。它們是自然而然發生的，並非你的意識能夠控制。請嘗試將這些非主動的想像串聯起來，交由自己來駕馭。

想像是美好的，讓你的生命充滿生機和活力，但一直沉迷在這些想像的圖景中，就沒法進到入靜的狀態中。要想把自己的心神都凝聚到一點，不如先把自己想像成一株大樹。你站在天地之間，天空向你敞開，大地將你包容，你在中間，利用天地之間力量的互動為自己吸取能量。

你是一株進行著光合作用的植物，每一片葉子都在吸收陽光給你的養分。你的根深深地伸進土壤裡，土壤支撐著你的身體，提供你源源不斷的水分和能量，你的根越來越深，你的生命力越來越強大。感受你的生命來源於大地的能量，你身體的每一個分子都在汲取著大地的滋養。大地的能量在你的體內遊走，帶走那些沉澱下來的廢棄物，帶給你新生的活力。

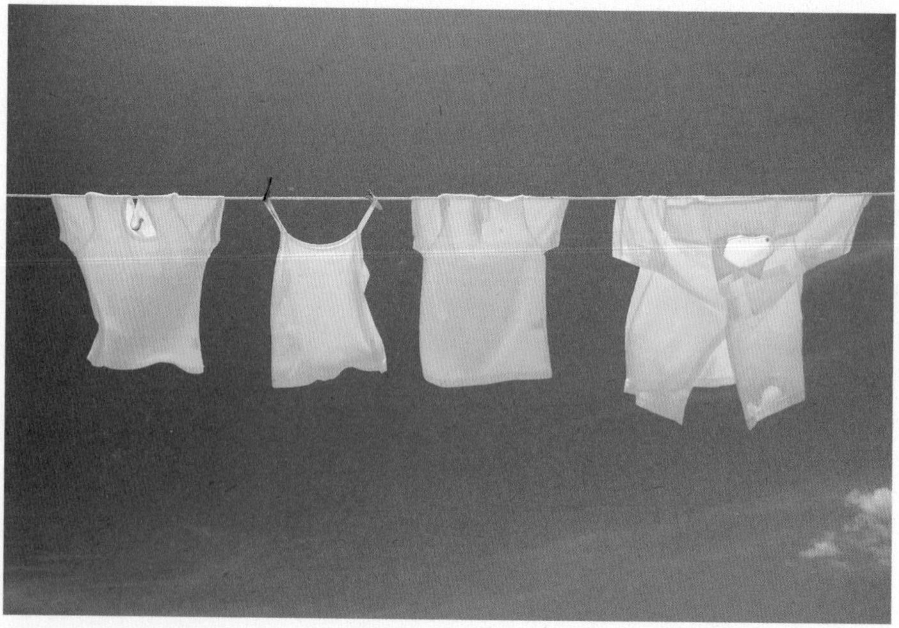

想像著，在大地和空氣的供養下，在世間的協調裡，你的枝葉越來越茂密，身姿越來越挺拔，越來越向上，向著天空，向著無垠的宇宙生長。你是宇宙中的一份子，與所有的生命體一起生活在宇宙中。感受宇宙的浩瀚，想像自己沒有了形狀，脫離了肉身，在宇宙中穿行，那些天象、行星、銀河就在你的身邊。

保持著呼吸，安靜地感受這一切，它是奇妙的，教你歎為觀止，你的氣息是平和而有序的，正如這個宇宙的運作。你以及人類，都是宇宙中最神奇、最獨特的存在，人類是神聖的存在，你會虔誠而懷有誠意地對待自己的生命。

有方向流動的想像

想像自己內在正在被慢慢的平順，不再像個萬花筒，而是像涓涓的細流，它們朝著一個方向流動，每一聲響都是統一而有節奏的。你的身體與心靈似乎也在水流中漸漸地向前流動。這是一條清澈的小溪，在流淌時，會自覺地避開那些石塊、暗礁，一直保持著前行的姿態。

你一路帶走所有的支流，那些想像的分岔，也匯流在這條小溪裡，跟你保持著同樣的方向。溪流裡的水就是你全部的想像，而你是它們的方向，你駕馭著這條小溪，指引著所有的水流，甚至每一個水分子，都朝著共同的方向流淌。

在你的意識、你的身心裡，不再有其他的存在，只有這條小溪不停地向前、向前。你感覺到它的清新，它的柔和，它保持勻速前進。你感覺不到自己操控什麼，但你的確駕馭了想像，一切都在你的掌握之中，它們會聽你意識裡的指引，順從你的方向。

做想像的主人吧！在冥想中，試著把你全部的想像都匯集到一起，你有這個能力為自己指引方向。在冥想中你把自己交付出去，看似是無力而柔韌的，但其實掌握進程的人還是你自己。

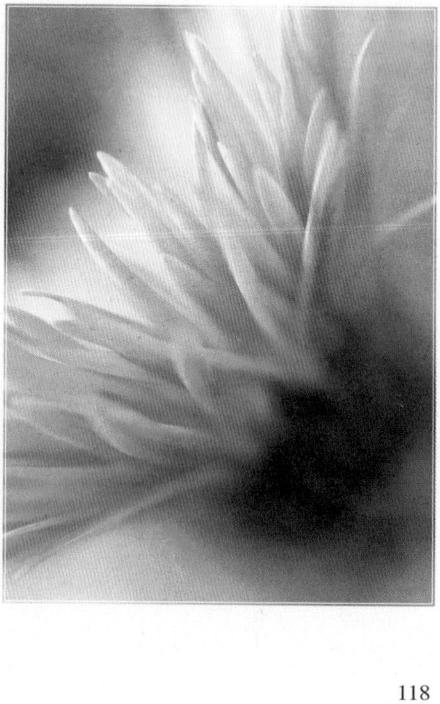

最完整且美麗的花朵

冥想時，請體察你的精神。我們在日常的生活中，對自己的心靈關心得太少。現在，請認真地感受你真實而完整的內心世界，感受你的能量。冥想中，全身心都靜下來時，你會漸漸觸摸到內心的自己，一個完整而真實的自己，就像生活中你被冥想裡的溪水沖刷了一遍，變得清澈而一覽無餘。

感受最完整的你

冥想是有層次的，沿著正確的道路走下去，你覺得自己在層層遞進，一點一點地把真實的自我展示出來，就像花一瓣一瓣綻放那樣，一切都是緩慢而美好的。請你伸張開來，擁抱一個嶄新的世界，去感受那種遞進的層次。

我們每一個人都是完整的，具有自己最獨特的屬性。生活中的你，其實只是你的某一個方面、某一個部分，你並沒有挖掘出自己的全部個性，你窮其一生都可能無法瞭解和看清真正的自己，冥想就是引導你去認識完整的你。

現在想像一下，讓自己放輕鬆，再輕鬆一點，身心完全釋放開。保持平穩的呼吸，吐氣、納氣，慢慢地感受，氣息流過了你的全身，而你的意識也在這個過程中走遍了全身。

最真實、最完整的你，就像是花心，要你撥開層層的花瓣才能看到它最本真的樣子。撥開一層花瓣，是你平日倔強逞強的假面；再撥開一層花瓣，是你在生活中滿目不堪的憔悴樣子……拔開這些，讓我們看看花心裡的自己。

你生活中每一幅的面孔、每一種個性，都像圍繞著花心的花瓣。花心有一種能量，讓所有的花瓣都圍繞著它生長，你的真心，也會左右著你的每一面，就像地心引力讓地球上的事物都圍繞著地球而存在。

你心靈裡的「花心」，我們不妨將它叫做生命的「內核」，它是至關重要的，你依靠它而存在，你個性中的所有方面，都依附著它、包圍著它。花瓣和花心共同構成了一朵花，而你的「內核」，與你身心的每一部分、每一種狀態，也共同締造了一個完整的你，都不應該被忽略、被遺忘。

觀察自己個性中的不同方面，它們都是你的一部分，有的樂觀，有的消極，有的理智，有的感性。你從來沒這麼全面地打量過自己，不知道自己居然有這麼多的形態。每一個人其實都是具有多重性的。你或你周圍的人，單憑一時的感覺認為你開朗或內向，但其實這些評價根本無法概括整個你。

逐漸消融的冰山

我們的人格就像一座冰山，露出水面的僅僅是冰山一角，絕大部分還潛藏在水下。如果你從水面之上看過去，看不到完整的冰山，只有潛進水裡，從內在的姿態觀察這座冰山，才有可能看清它全部的樣子。冥想也是一樣的道理，只有當你潛入到自己的內在，才能看清你完整的樣子。

每一部分的我們，其實都在發揮著自己的作用，有一些對立的部分，還存在著一種彼此消長的關係。當其中的一部分占了上風，這就是你在生活中最容易表現出來的一種狀態。比如，當內心裡暴躁的一個你，壓制住平和的那個你，於是暴躁在你的體內就暫時占了主導地位，你呈現出來的，便是一個暴躁的你；反之，如果平和戰勝了暴躁，你體現出來的，就是一個平和的你。

正因為這樣，冥想的過程中，我們要引導內心裡那些不同部分的力量均衡，擴大正面的、積極的部分，同時調節負面的、消極的部分，讓自己內心協調，並且把美好的一面表達出來。

隨著冥想的進程，慢慢地撫慰心靈，給無助、焦慮的你打打氣。感受此刻，你的心緒漸漸地平靜下來，身體越來越放鬆。接著，再慢慢地釋放那些你掌控不了的東西。一遍遍地告訴自己順其自然，不要強行改造自己，或改造某些東西。

你要學會接受每一個不同的自己，順從並且慢慢地引導，才能讓生命像鮮花一樣，開出美好的一面。靜靜地感受正面的自己正在一點一點地被釋放出來，那個暴躁的、消極的自己，也正在慢慢地受著感化，慢慢變得柔軟。

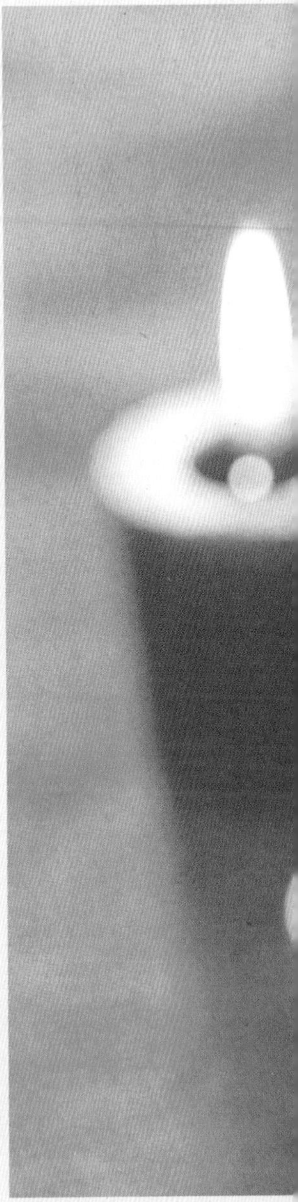

在這個過程中，你會認識到更高層的自己，更具聰明才智。這個睿智機敏的你，可能一直默默地藏於你心裡最深的層次裡，並沒有充分地發揮作用。現在你感受到了它的存在，傾聽它的聲音，並試著與它溝通。

感受它的美好，感受它的寬容與廣大，讓它慢慢地開放，完全呈現出來。它是最理解你的，你卻對它知之甚少。從這一刻開始，請說服自己，放下全部的戒備，徹底地信任它，把自己託付給它，讓它的智慧與樂觀感染你。

每個人的內心裡都藏著一個更好的自己，等你慢慢的挖掘出來。一個人只有在認清自己的前提上，才能對外事、外物和他人有正確的感知，所有的修身養性都是從修心開始的。

從現在開始，不要再把視線和心力集中在外界那些紛雜和令人不悅的事物上，而是安靜地進入冥想，去審視一個完整的自己與你那一顆完整的心。當你擁有一顆平和而強大的心，才有能力抵抗外界一切的干擾。

撥開情緒的迷霧

你的身體一點一點地放鬆下來，放下那些疲憊，變得安詳，就像沐浴在祥和的光裡，漸漸觸摸到柔軟的內心世界。感受一下，**你現在的情緒是否也如身體一樣，正在慢慢地輕鬆下來？**

面對你的情緒

情緒，是一件神奇的事情。在平時的生活中，好情緒會讓你的身心狀態都維持在一個良好的狀態裡，做事的效率較高，心情也能持續愉悅；壞情緒卻會干擾你的身心，讓你一直沉浸在悲觀、消極、暴躁等氛圍裡，難以靜下心來，甚至無法正常地工作和學習。

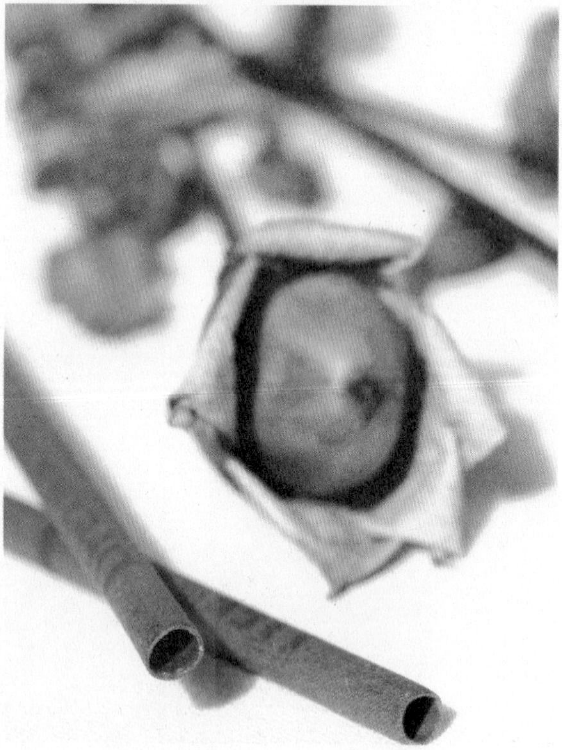

情緒可以是天使，也可以是魔鬼，你覺得它琢磨不定，時好時壞，真是教你傷透腦筋。其實我們可以練習去掌握自己的情緒，把它納入自己的管理中。冥想時，多注意你的心靈、你的感覺、你的情緒狀態。現在，你是什麼樣的感覺？你最近最常出現的情緒是什麼？你是否被一些惡性的情緒糾纏著，遲遲擺脫不了？

壞情緒就像欠了誰的債，債主天天堵在心的門口，因而你焦慮、不安、六神無主。生活中的許多事都有可能讓你背負上這情緒的債務，比如一次挫敗或一次障礙。你要的效果沒有達到，你前進的路上困難重重，讓你覺得很無助甚至想哭泣，不知道如何是好。你的身體和心靈都背了沉甸甸的情緒債務，讓你漸漸不堪重負，身體的疲勞和心靈的倦怠一起折磨你，你在這些情緒氛圍裡漸漸迷失了路。

現在，請把這些霧都撥開。告訴自己，你喜歡怎樣的生活，你認為自己應該有如何的心態，說服和鼓勵自己往這個方向努力。你的內心有幾種不同的情緒如氣流一般地穿梭，注意那些憤怒、失望、煩悶、緊張……注意一切會讓你害怕和退縮的壞情緒，請直接面對它們，不要一味地逃走。

卸下你的情緒負荷

它們其實並不可怕，只是你被那些起迷惑作用的霧氣干擾了，你嚇到自己。勇敢起來，在霧氣裡也要摸索著走下去，不要害怕，冥想的世界是柔軟的，你不會摔跤，不會受到傷害，所以請沿著心的指引，大膽地向前走吧！

想像著，一直以來你背著沉重的包裹往前走。包裹很重，壓在你的肩膀上，讓你抬不起頭來。身體承受的壓力太重，你漸漸站不直身子，脊椎也被壓彎，令你無法平視前面的路。你低著頭往前走，每一步都踉踉蹌蹌。這樣的畫面，不正是你在生活中一路走來的寫照嗎？

卸下身上的負擔吧！你本來可以活得很輕鬆。累了，就冥想吧！允許自己放鬆情緒，暫時把生活裡的煩憂都置之一旁，給自己二十分鐘的

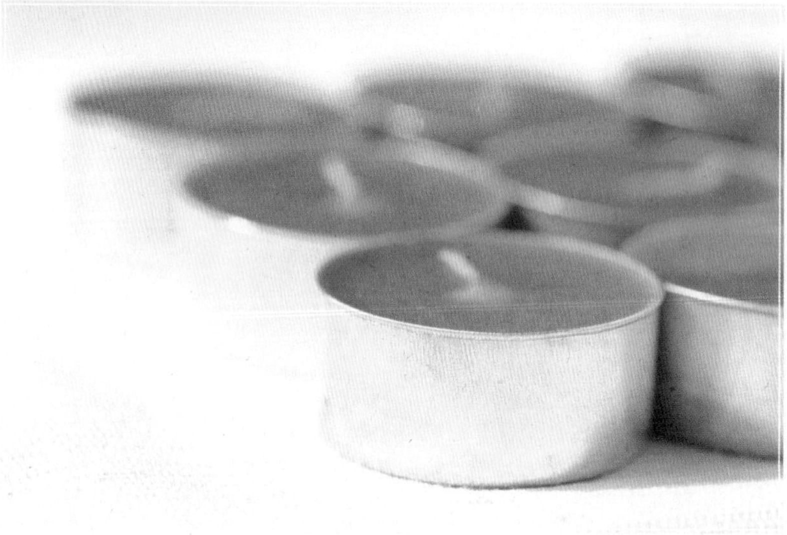

時間，一個不會被打擾的空間，然後與自己獨處，與自己的心聊天。身體放鬆時，讓情緒也慢慢放鬆下來，想像你慢慢地把背在身上已經很久的包裹卸下來。包裹很重，所以你卸下來時，身體立即變得很輕鬆，心情也會愉快。

你長長地舒了一口氣，那些沉重的負擔、麻煩和疲勞，都伴隨著氣息離開你的身心。把情緒負擔一件一件的從身心上取下來，放下消極，放下不安，接下來是暴躁，是恐懼……你的心靈像氣球一樣地飄了起來，那些不安的情緒都漸漸地沉澱下去，離你越來越遠。

如果說，你是一個氣球，那麼只有最純淨的氫氣能讓你漂浮起來。平和安穩的心境是整個冥想中最需要的氣氛。在放鬆與靜坐中，請把壞情緒都排除在自己的身心之外。隨著呼吸，想像著它們都慢慢地遠離，剩下純淨的愉悅。你心裡忽然敞亮起來，那些濃濃的霧氣在不知不覺中已經散開來。有柔和光線落照在你的身上，還有暖和的風。你能看清自己眼前的路，你的心裡明快鮮活。

此時，你的身體和心靈都處於輕鬆的姿態，沒有壞情緒的打擾，也沒有繁重的心理負擔。你已經用自己的意志戰勝壞情緒，把它們都收歸到你的管制下，你可以自由地調節自己的情緒，不再懼怕它們。生命是仁慈的，生活是友善的，把你自己融入到這個有愛的大環境中，慢慢的領悟，貼近自己的心靈，告訴自己，你可以做自己情緒的主人。

想像美好的降臨

花一點時間，心懷著感激和敬意來想想那些美好的事情。回想你曾經遇到過的美好，以及曾經心情愉悅的瞬間，想想你一直在堅持和嚮往著的事物，這些都會讓你的情緒平靜和安和下來。請告訴自己，要珍惜擁有的這些，珍惜生命的神聖，認真地呵護自己的心靈，不要讓塵埃遮蓋它本來的顏色，也要善待自己的身體，這是大自然給你、給每一個人類的饋贈，是造物主的恩賜。你只有讓身心都洋溢在好情緒裡，才是最好的感恩和報答。

伴隨著情緒的平定，你感覺到自己似乎脫離塵世的喧囂，昇華到深層的自我中。這時所有在你身體裡流竄的種種能量似乎都消失了。你開始覺得，平時的焦躁等壞情緒其實完全沒有必要，你明明可以過得更快樂。就讓這種淡靜愉悅的心情，一直伴隨著你，直到冥想結束，再帶到生活中。

一個人的心的容量畢竟是有限的。如果集聚在那裡的情緒債務越來越多，又遲遲得不到釋放，你的心就會苦不堪言。就當對自己寬容一點，不要再給自己太多的負擔，學會放下，才能更好地拿起。

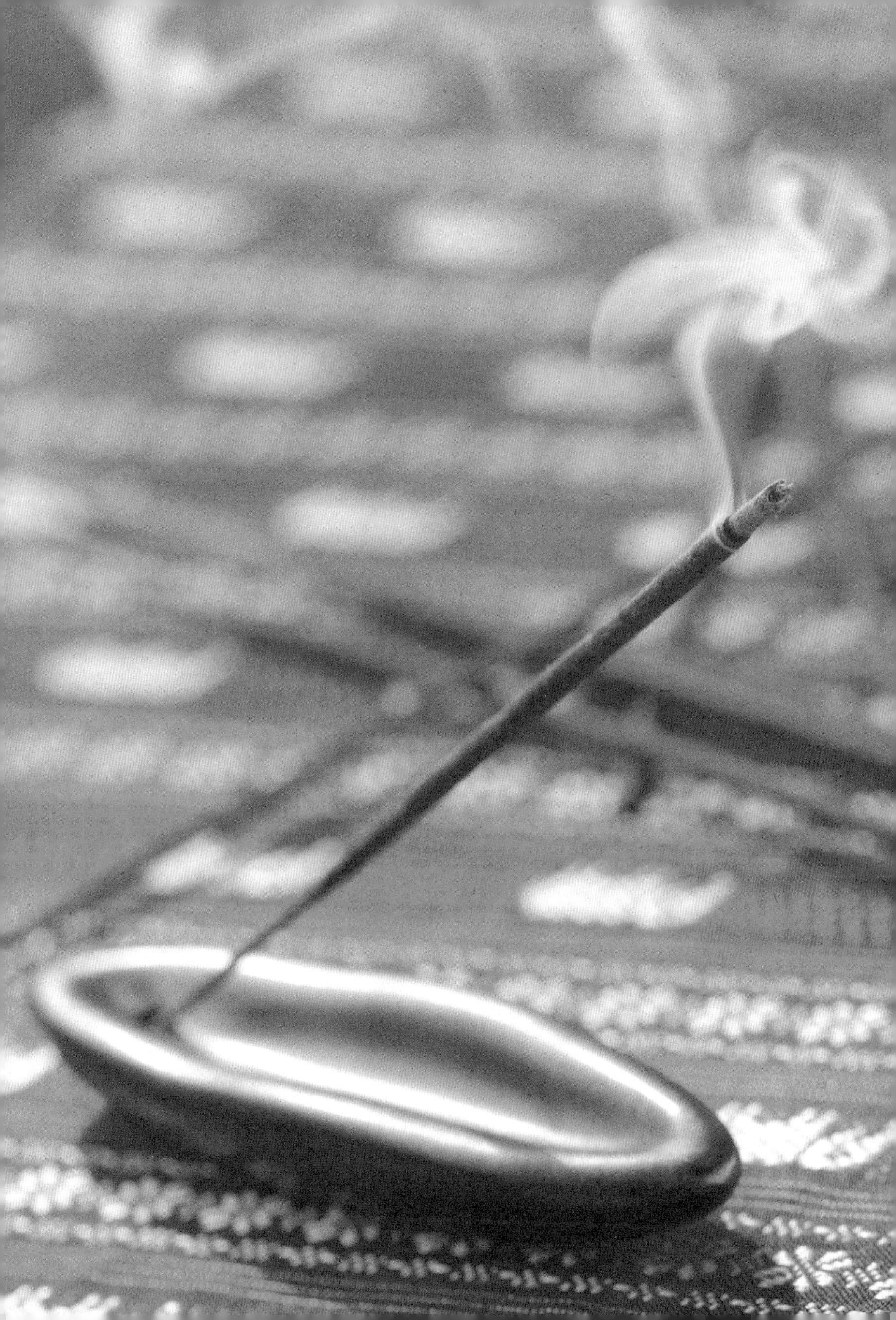

尋回本真的自己

有一個失戀的朋友，她很痛苦，經歷了很久的時間還沒有恢復過來。我鼓勵她尋回勇氣，去尋找新的幸福，可是她卻心灰意冷地對我說：「戀愛再好，最後還不是要分手？」

像不像那個故事？一位農夫在路上被蛇咬了，於是再遇上草繩等條狀物都會覺得害怕。被愛人傷害、被蛇咬，這些都是偶然的經歷，但卻可能會在心裡留下陰影。如果不及時地消除，很有可能就成為「魔障」。當人的心裡有了「魔障」，做起事就畏首畏尾。

當我們遇到挫敗時，心裡會產生一種消極的自我暗示，告訴自己「必須」怎樣，「應該」怎樣，才能避免這些事情的發生；用一種固執己見的態度來說服自己相信這些教條，其實心裡充滿了矛盾——你不是不想再去觸碰那些可能會讓你受傷的東西，而是不敢。

進入冥想時，意識就像一條潺潺的小溪，在流淌的途中難免會遇到暗礁，這些暗礁就是內心的「魔障」。冥想是用來治癒身心的，所以冥想時應該給予內心裡的「魔障」更多關照。

拋開毒性的教條

冥想吧！首先你要讓自己相信這裡很安全，不會有任何傷害你的事情。放心地把自己釋放，感受這個世界的真實和溫暖。不要害怕，慢慢地把層層包裹住的心，尤其是敞開那些受過傷害的地方，看看你的傷口，也許在你沒有察覺到時，它就已經復原了。

請鼓勵一下自己，你很優秀，在生活中的許多挫折都順利地度過了。但生活也讓你在不知不覺中染上了一些「毒性教條」，那些「教條」告訴你什麼樣的事應該做，什麼樣的事不該做，你就一直遵守著，對某些事情避之不及。但是，真的應該是這樣的嗎？還是你只是在逃避著那些事情？

人若想看到真實的自己，就需要鏡子的映照。認真地問一下自己，你是否甘心被「教條」擺弄一生？放棄執念吧！在想像中讓自己自由自在。請試著擺脫那些毒性的教條和陳舊的狀態，接受一個全新的自我。在冥想中，你將看到一個完整而嶄新的自己。請暫時放下外在世界裡的一切「道理」或者「規矩」，在這二十分鐘裡，你是完全自由的，不受任何束縛，正是這樣自由的氛圍，你才能認識自己心裡的真正想法。

「習慣」、「定式」、「教條」等心裡的障礙物，阻礙著你作出改變，而你漸漸墨守成規，生命變得毫無起色。從現在開始，從冥想開始，試著說服自己的心去改變。這個過程也許漫長而艱難，需要足夠的耐心。不要緊張也不要急功近利，變化是需要時間的，尤其是改變長期以來的「教條」。在冥想中，你安靜地設想，你就像一個毛毛蟲裹在厚厚的繭裡，慢慢地向外爬，掙破束縛，從舊的模式中脫離出來。

繭裡的世界是狹小而黑暗的，你正慢慢走向光明的地方，你的內部在慢慢地發生變化，享受這個過程吧！哪怕改變時會讓你感到不適和陌生。請你堅信，擺除了舊的模式，你才能夠更好地迎接新的體驗。不要擔心，如果這是你心中真正的嚮往，它會有足夠的適應能力融入到你的生活中去，讓你沉重的生命如釋重負，煥發生機。

找回勇氣和創造力

相信這一切，你才能做得更好。還記得那些「魔障」如何干擾了你的生活嗎？你漸漸地失去生機，失去活力，如同機械一樣重複地做著同樣的事情，遇到讓你害怕的事情，就繞路走過去。你的面前有一條河，你還沒有試過它的深淺，就四處去找橋、找船，慌作一團。但如果你有勇氣把腳探進河裡就會發現，水深其實還不到膝蓋。

打破「教條」，是把生命中本該有的勇氣和創造力找回來，而不是在日復一日的習慣中漸漸把「自我」都迷失。閉上眼睛，慢慢地體察自己的心，跟自己說，我不喜歡這樣束手束腳的生活，不喜歡自己被那些「教條」束縛和毒害，我希望擁有自由的心靈和嶄新的自我，希望能夠保持新鮮感和創造力，希望自己有足夠的勇氣去面對和應對生命中的每一份挑戰。

Part 3

放鬆，冥想進行式

想像自己在舒適的環境中，你腦海裡所有的東西都是平和的，不會給你造成任何的阻礙和束縛。跟著心念走，你的周圍是光滑的絲綢，是和煦的陽光，帶著清新香味的空氣，是一隻溫柔吐出舌頭的小動物。你覺得溫暖舒適，自由自在，一顆浮躁而窒息的心，慢慢地感覺到久違的舒適和安詳。你對冥想的世界很放心，因為你的虔誠和信任得到了回饋，這個世界同樣信任了你，保護並支撐著你的身體，撫慰著你的心。

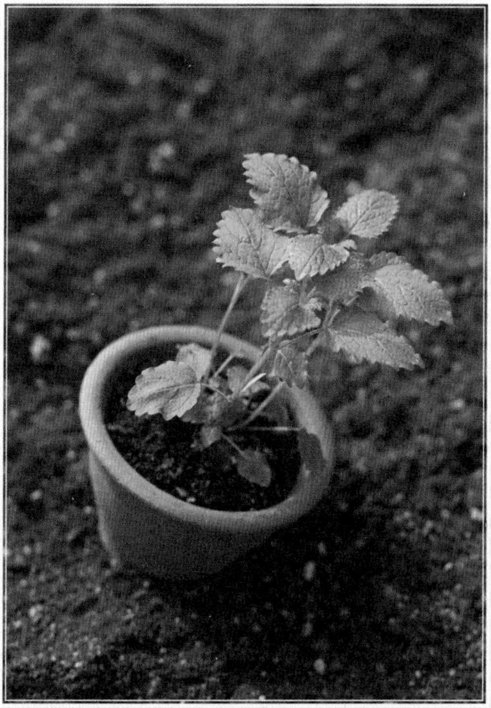

你會感覺到氣息都變得輕快起來。你的心靈就像沿著一條狹隘的小路一直走一直走，忽然就豁然開朗。你看到了一個世外桃源，那裡風景美麗，你變得怡然自得、輕鬆自如。此時的你擺脫了身上捆綁的繩索，觸摸到了自由的生命、本真的靈性。

透過冥想，給你的心靈換上一身合體而舒適的衣服，也為你的人生換一種更美的姿態。

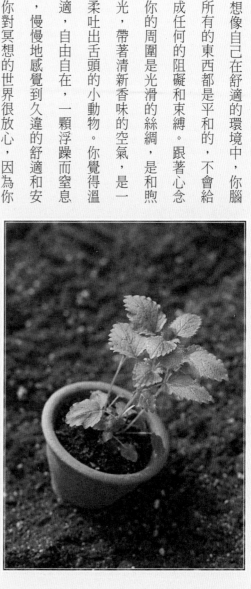

接受現在，才有未來

我們期冀未來的生活能有更好的轉變，可是努力實現轉變的前提是我們先要接受自己的現在。因為「現在」也是由「過去」發展而來。過去的經歷造就你的現在，而你的現在也決定著你的未來。

脫掉沉重的思想外衣

在冥想時，首先給自己植入一個期望改變的信念，讓這個信念貫穿在你的意識裡，期待有更好的生活，期待掌控自己的未來，這一切都需要你自己完成和實現。

現在，告訴自己你希望在哪些地方得到改善，比如限制你思維的障礙物，或者阻礙你快樂生活的某些態度。這些都是以往生活留給你的「累贅」，存留在現在的身心帶給你的各種麻煩，令你前進的步調緩慢。它們甚至會給你的冥想過程帶來阻礙。冥想，追求的是一種流暢、和諧，而這些「累贅」阻斷你意識的進程。

請讓自己心平氣和，保持平穩的呼吸，感受宇宙的開闊，當然，你的意識是開闊的，你有更多的選擇，不必拘泥於過去。接受現在的你以及你的生活，哪怕有不盡如人意的地方，你可

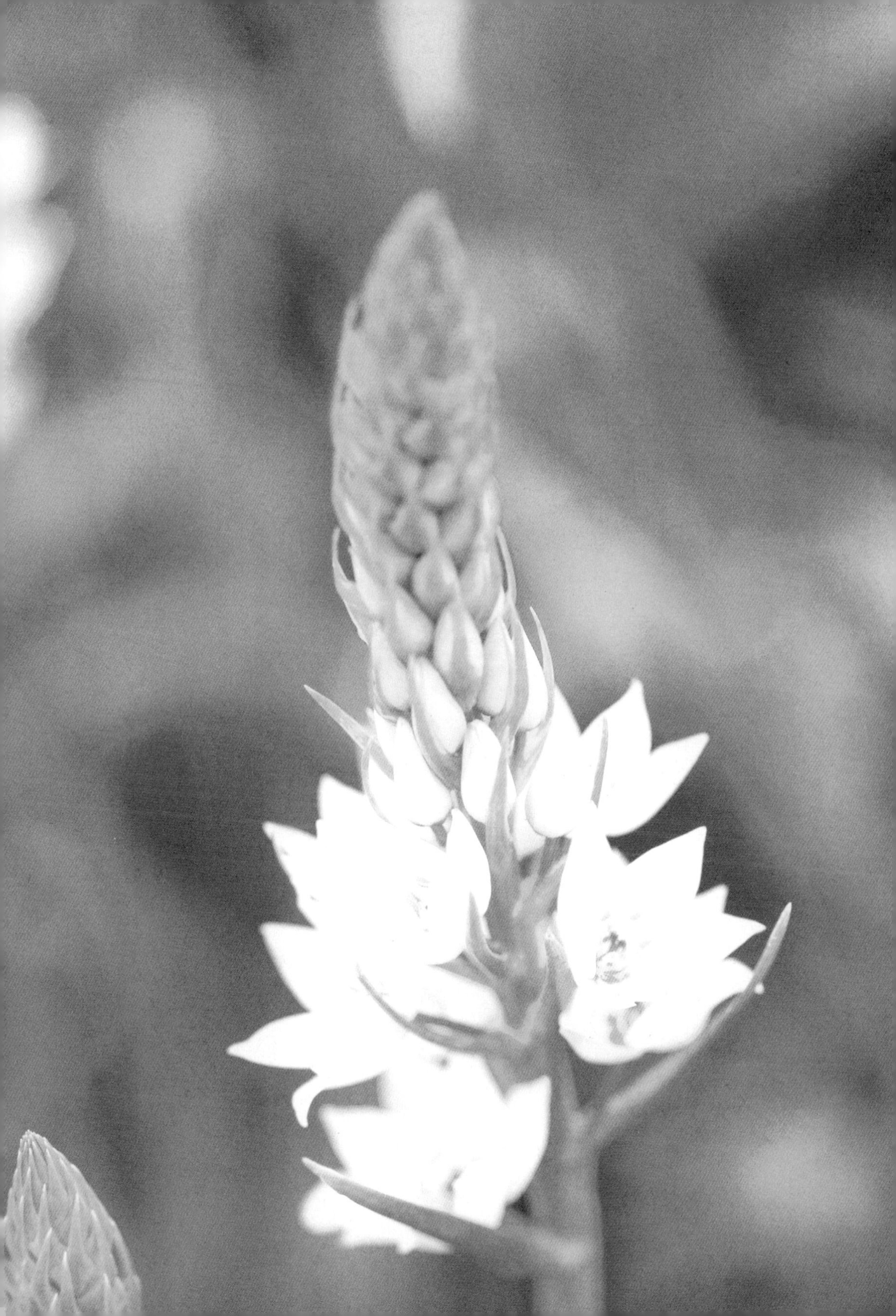

以用自己的力量慢慢地接受它，積極而主動地改變它。

把聚積在你身上的累贅像脫掉衣服一樣地一件一件脫掉。想像一下，嚴寒的天氣已經過去，現在是溫暖的春天，那些沉重的「衣服」已經過時，不再適合你，所以才要擺脫它們。這些過時的、不適的想法、念頭一直束縛著你，牽絆著你前進的腳步，遏制了你的未來。請用剛才我們植入內心的改變的信念來消解它們。感受正在悄悄上演著的變化，那些陳舊的、固執己見的東西正在漸漸地縮小、淡化，隨著你的呼吸慢慢地排出去。現在的你變得輕鬆自如，去除了那些壞的影響，才可以接受新鮮的、有益的方面。

去蕪存菁・汰舊換新

改造未來就要從改造現在開始，你必須確定有足夠的力量迎接未來。未來還會遇到許多的挑戰需要你去度過，所以你要提前做好準備，在內心樹立堅定的信念。這個信念必須是積極而正面的，會對你的生活帶來有益的影響。

冥想其實是一種心靈上的「新陳代謝」，把那些舊的東西排放出去，為新的東西騰出足夠的空間。我們的心靈容量終歸是有限的，因而要及時做好「更新」，才能滿足不斷進入的新想法、新念頭。我們在冥想中要加強意識裡的「過濾」功能，學會分辨哪些東西應該排除，哪些

東西應該留下。

向需要排除的東西說再見，與你的過去說再見。只有告別過去，消除負面影響，你才能坦然地接受現在的自己。告訴你的過去，謝謝它曾經與你一起度過，謝謝它為你帶來的經驗和教訓，現在它的任務已經完成，可以離開了，而你也要帶著它給你的祝福繼續生活。

讓屬於過去的東西回到屬於它的地方。那些屬於過去的東西，也許還是存在於我們內心的某一個隱祕的角落，只是那些負面的東西不會再對我們的現在和未來發生作用。

現在你的內心有了更大的空間，更清晰、有條不紊，就像被打掃過的房間。混亂和吵雜離開了，你感覺到心態開闊明朗起來。感受一下自己的呼吸，吸收進來的都是嶄新的空氣，你的生命正向未來敞開，張開懷抱準備迎接它的到來。

過去、現在、未來，你的心裡有了一個新的基點，知道如何在這三者之中找到平衡與和諧。你感覺到自己重新擁有一顆清靜平安的心，還有你的能量、自信，它們照亮了你前行的路。在冥想中，你彷彿清晰地看清生命中適合你的道路，相信它，並且堅定不移地朝著那個方向走過去。

奠基過去，邁向未來

過去的那些經歷會給你一些指引，告訴你在未來的道路上應該注意的區域。呼吸，繼續擴張自己的意識，感受一下，有一股力量正在牽引著你，並給你一些提示、一些注意事項。

把你全部的注意力都集中到道路上，那就是你的未來，你看到內心所有的光都聚集到這條路上，其餘的地方都漸漸暗下去，變得不再那麼重要。你感覺到一個明確的目標、一個堅定的信念慢慢地樹立起來，心裡洋溢著一種樂觀積極的情緒，指引你在這條路上繼續前進。如果再有什麼東西干擾你，你也會用信念排除它。這個信念就像是你心裡的指南針，為你指明的方向是一直不會改變的。你調集所有的能量，讓生活以和諧的方式和穩定的步伐沿著這個方向進行下去。冥想的力量是柔和、安靜而微妙的，在不知不覺中洗淨了心靈的「塵土」，我們才能清晰地看清過去、現在和未來，清楚地聽到自己真實的心聲。

在冥想中，我們找到了和諧的力量，不斷有新的能量進入舊的能量裡。我們變得強大起來，生活有了井然的秩序。當這種秩序建立時，你內心裡便有了恆定的力量，不會再輕易地動搖，不會再因為「誘惑」、「畏懼」而變得不知所措。你知道自己的下一步應該怎樣做，知道如何處理生活中出現的任何問題。

深呼吸，與自己的內心聊天交流，確定你未來應該如何度過，並從現在開始努力。

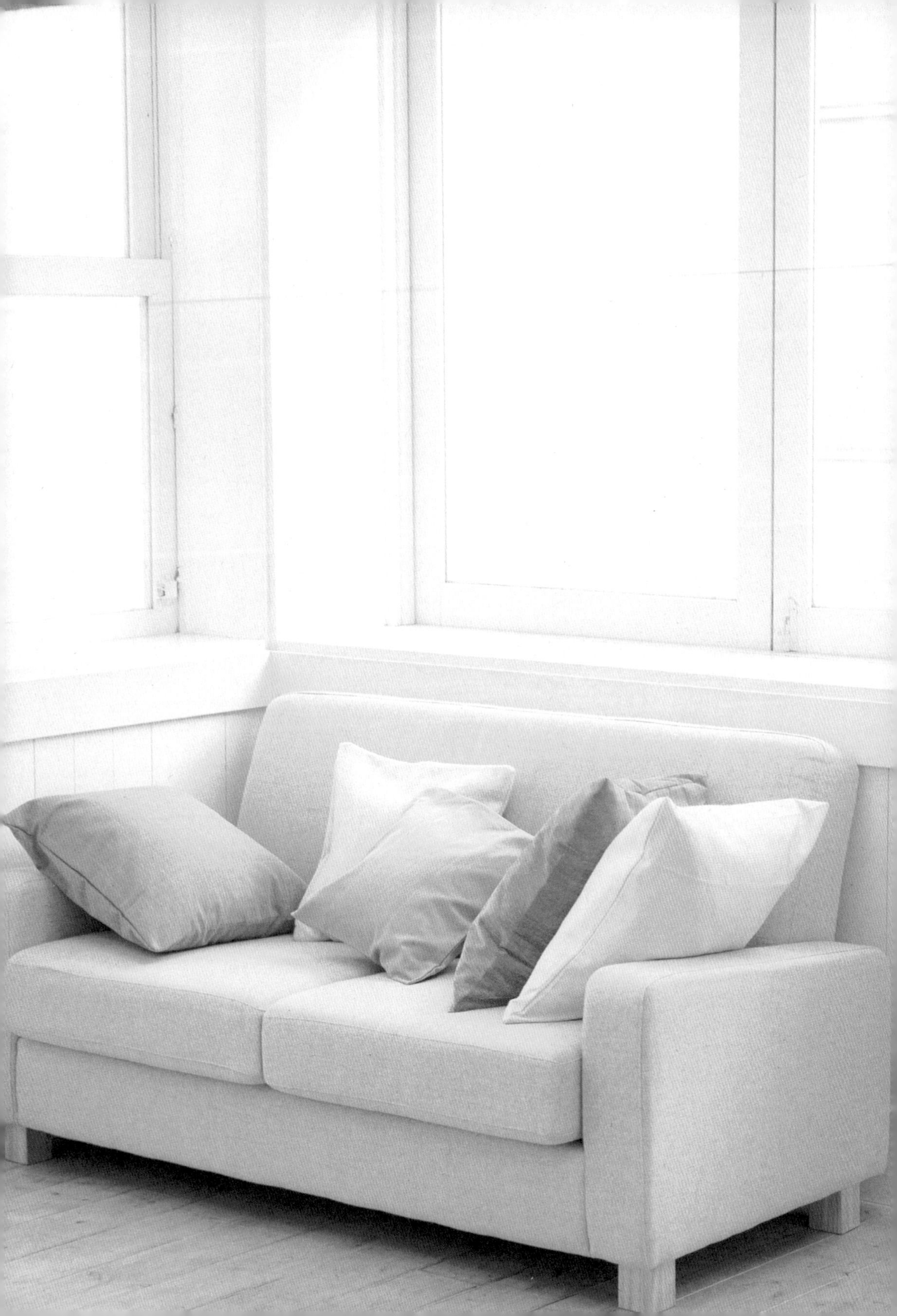

向前邁進的力量

一個心靈狀態良好的人，總是充滿了勇氣、樂觀，具有積極開拓的精神。他們不會感覺到無助，也不會因為感覺到壓力而停滯不前。

我們在生活中總會遇到各種的曲折和苦難，而茫然不知所措。我們為了實現自己的價值而努力地學習和工作，以便讓自己進化成更好的人。但是一個人的體力和精力都是有限的，總會疲倦，這時就需要一個心靈的歇腳處。

暫停前進的腳步

進入到冥想的世界中，給自己一段休憩的時間、一個歇息的空間。這不是逃避而是重整旗鼓，攢足更多的力氣繼續走下去。

冥想時需要心懷虔誠，相信自己可以拯救自己，可以讓生活變得更美好。避開一切可能會影響到你的聲音、光線，換上舒適的衣服，讓自己的身體感覺不到任何的束縛，保持通暢的呼吸，選擇一個合適的位置，給自己找一個合適的姿勢。

開始吧！閉上眼睛，把注意力慢慢地注入你的身體裡，就像一杯水注入一個花瓶，感受它

的溫度和變化。傾聽自己的呼吸聲，找一個最舒適的頻率並保持下去。一呼，一吸，你就像回歸到最初的嬰兒時代，那麼恬靜和安詳，沒有沾染這世上所有的吵雜和塵埃，你的氣息在身體裡慢慢地流動；你的腹部隨著呼吸一起一伏，身體的每一吋肌膚、每一個細胞都在呼吸。

周圍的世界越來越靜寂，你幾乎可以聽到氣流的聲音，甚至血管裡血液的流動，它們跟你的呼吸保持著同樣的頻率，你像是被世界隔離，又像是與這個世界融為一體。

當你呼氣時保持愉悅的心境。設想一下，你內心的不安、焦躁，所有的不安情緒都隨著氣息呼出去了，再把活力、勇氣、樂觀等吸進來，整個人都在被更新，身體漸漸地輕鬆下來，心裡也越來越敞亮，你漸漸變成一個嶄新的自己。

順著自己的呼吸，慢慢地去想像。此時的想像是自然而然發生，與你平日裡費腦地去策劃、想點子不同。

你雖靜坐在原地，但身心都是無拘無束的，想像自己變得越來越輕，直到沒有重量。認真地去感受這個世界給你的依靠，你坐在地面上或椅子上，不要緊張，世界是安全的，不會拋棄你，會讓你依附。

拂去心靈的灰塵

在這一刻，在冥想的二十分鐘裡，你沒有任何的束縛，也沒有任何負擔。請告訴自己，放鬆再放鬆；就像自由的氣體昇華一樣，擺脫了所有的重負，慢慢地靠近自己的心靈。順著氣息的指引，慢慢地關照你的頭部、頸背、四肢——那些日常生活中容易勞累又沒有得到妥善照顧的地方。告訴身體的每一部分，現在，你們可以好好地休息一下了，當然心靈也是。

慢慢地，你彷彿看到自己傷痕累累的心靈。它在生活裡受了傷，現在需要你好好地呵護它。想像你的呼吸像一隻溫柔的手，撫摸著你的心靈，幫它清理上面的塵埃，幫它的傷口包紮好，用你的關愛治癒它。

在冥想的過程中，請保持著虔誠和感恩。你要相信，生命本身是仁慈的，世界本身是美好的，你需要對它們保持敬意，並堅持心中的信念，感激神聖的生命，感激生活賦予你的全部；你要相信可以經由自己的行為來改變生活的某些方面，找到安靜的歸屬，也找到心靈的慰藉。

在你心靈的角落有一個塵封的盒子，請慢慢的靠近，拂去上面的灰塵，將它打開。這裡藏著你平時沒有獲得開放的各種能量，比如想像力、創造力和你的靈性。我們每個人都沒有真正全面地認清自己。

還記得盲人摸象的故事嗎？四個盲人用手摸一頭大象，摸到牙齒的，說大象像蘿蔔；摸到耳朵的，說大象像蒲扇；摸到腿的，說大象像柱子；而摸到尾巴的，說大象像草繩。笑過之後再想，其實我們自己又何嘗不是如此？很多時候，我們也都是「盲人」，看事情或者看自己十分片面，看不清事情的全部真相。

找回前方的道路

把心靈的那一扇窗戶擦一擦吧！在冥想的世界裡，你的內心是旺盛而有生命力的，你的意識是開放而自由的。只是平時你的腳步走得太快，你對心靈有太多的忽略和冷漠，你漸漸忘記通往那裡的路。現在，冥想撥開你心緒裡的濃霧，讓你重新找回那一條路，你沿著路走過去，感受自己的直覺和靈性被重新挖掘出來。你的整個生命都像被重新注入活力，你感覺到心靈在放鬆、在休憩，慢慢的恢復了生機，重新開始綻放出光彩。

在冥想時，你是樂觀而滿懷喜悅的。你的身體原地不動，精神卻好像走在一條明亮的小路上，腳步輕快。因為你的心靈得到很好的休息，不再背負沉重的負擔，也不再因為腳下的路崎嶇而步履蹣跚。

你成為了一個全新的自我。感受你的心靈在冥想時自在地呼吸，那些不好的、消極的東西，都已經被更換出去。

平氣．平息．平心

冥想，追求的就是一種平和的狀態。你的身體首先就處於一種平和，無論你是採用哪一種冥想方式、哪一種坐姿，你都是保持著平衡而對稱的姿勢，並且要慢慢的調整，找到最稱心稱意又有助於冥想的姿勢。

身體與心靈本來就是相互關聯的。你的身體平和下來，才能保持平和的氣息，從而達成精神上的平和。精神上的平和是冥想的最終狀態，同時也是目的。

平和你的情緒

我們之所以選擇冥想，並不是一時興起，不是趕時髦，而是相信它，希望可以透過冥想進行身體與心靈的調整。生活的勞累讓我們疲憊，身體勞累的同時，精神也承受著巨大的壓力。讓身體放鬆，你可以做治療、運動，但如果精神是緊張不堪的，身體也難以得到徹底的休憩與治癒。讓精神放鬆下來，才是緩解疲憊與壓力的關鍵。

精神平和的人會表現在生活的每一個方面。靜靜地回想一下，那些讓你不平和的瞬間——等空車時被路人狠狠地踩了一腳，你暴躁；買衣服時發現沒有適合自己的尺碼，你失望；工作上因為一件小紕漏而遭上司一頓罵，你沮喪……這些都是生活中的種種瞬間，你的情緒不停地

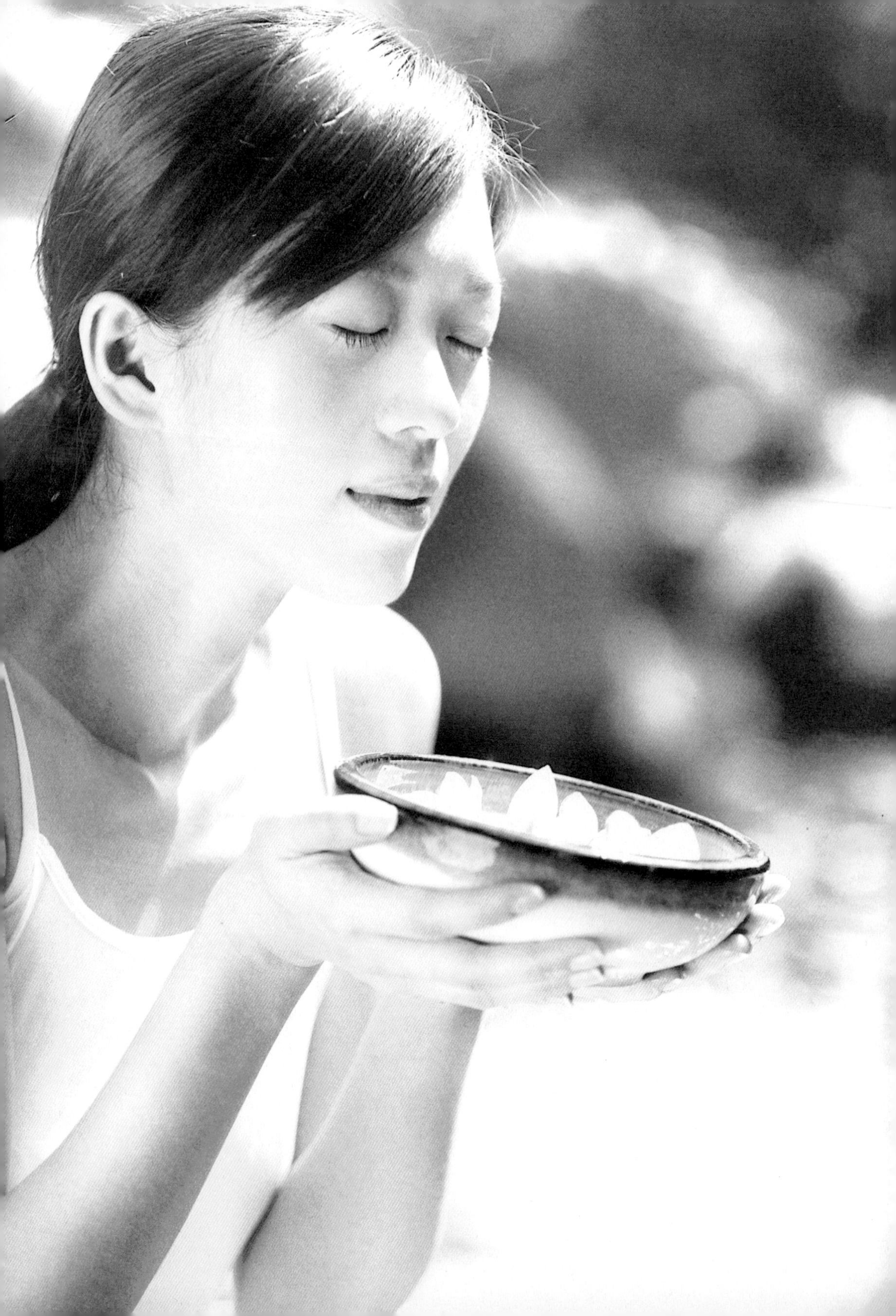

波動。

情緒，往往只是一種時間較短的心理變化，但如果某一種情緒持續的時間很長，一直得不到緩解，以至你整個人都陷入沉沉的氛圍中找不到出路，這就是一種精神上的迷失了。

精神上的躁動不安對你的狀態會造成極大的影響，不可小覷。冥想，就是要能經由坐定、入靜，達到精神平和，並把這種平和延續到生活中。冥想的整個過程都是在努力地達到平和。調整自己的身體，就像把一株植物放置在安靜的環境裡，從現在開始，你就是這株植物。植物是靜止而恬靜的，它一直孜孜不倦地向上生長。你感覺到自己體內的力量正在慢慢地覺醒，在你的身體裡蠢蠢欲動。引導並保持你的氣息，讓它平和穩定，然後去尋找你的精神層面。你是自由的，無拘無束，冥想把你帶進一片浩瀚的宇宙，其實這就是你的精神。認真地去感受它的博大與包容力；你的精神是廣闊的，可以容納很多事物，也正因為這樣，它會感覺到疲憊和倦怠。

延伸生活中的穩定力量

我們在生活中，對精神的體察是遠遠不夠的，通常會認為需要休息的只有身體。不要再抱有這種錯誤的想法了，你的忽視會讓精神裡集聚的負擔越來越大，它不僅無法平和，甚至會走到崩潰的邊緣。精神的崩潰，是一種徹底而難以治癒的絕望，不想走到這一步，就要每天給精神足夠的呵護。

冥想就是精神漸漸平和下去的過程。此時，你的五官、身體機能的進程都緩慢下來，對外界、對自己身體的感知也在漸漸的緩慢下來，更能把注意力集中到精神層面的自己。

你融入到自己的精神世界裡，精神無處不在，你伸出手，似乎能觸摸到它的紋理，似乎能看到所有的喜怒哀樂。請盡所能地把你的精神世界打理好，將那些從生活中滲透進來的「垃圾」清理出去，保持乾淨。你把自己融合在精神裡，就能感覺到它哪裡出現了問題，哪裡比較緊張，把更多的注意力投注到這些地方，讓精神的每一處角落都平和下來。

自我過濾，提升層次

這個進程緩慢而柔和。你跟你的精神層面進行了一場親密無間的接觸。你從來沒有距離它如此近，從來沒有如此認真地呵護過它。現在，你與它單獨相處，你用自己的能量感受它。它一般很沉默，但沉默裡也掩藏著睿智和博大。你可以把它具體化，想像成一個圓，你是這個圓的核心，用你的能量讓它保持勻速轉動。同時，去感受這個圓內的各股力量，找到一個平衡的支點，讓這個圈內的力量均衡。

有效的冥想就是漸漸將精神引導進平和。請在冥想之前弄清楚這是我們的目標和目的，冥想中，我們一直在往這個方向走，隨著氣息的流動、注意力的集中與分散，讓精神達到平和。

當精神平和下來時，你會領會到那種奇異的感覺，彷彿萬籟俱靜，但你置身於一處令人神往的場景中。在那裡，你自在而完全地把自己打開，生活裡的吵雜、精神中的負面影響，都不存在了。

你的精神結構在慢慢地重新改造建設，要以一種更協調的姿態出現。平和的精神狀態讓你感悟到生命的本質、世界的美好。在這過程中，你要屏除所有的雜念。不停地會有一些念頭，對你的精神發動衝擊，擾亂它的平和，請保護好自己的精神，並鍛鍊它抵禦「外敵」的能力。

如果你在精神裡植入一套正確的標準，它就會具備自我過濾功能。精神會以此為準，來衡量出現的所有念頭，去偽存真，把一些會擾亂心緒的念頭攔截在外，而把對我們的身心有利的念頭接納進來。

精神是可以鍛鍊的，可以從不平和走向平和，從不穩定走向穩定，冥想會教你調整這一切。當你透過冥想實現精神的平和，你的精神就到更高的層次，具備了穩定的自我調節能力，一方面讓你在生活中保持著積極的面貌，另一方面，一旦出現有害的雜念，它還會自動排除在外。

精神的平和還會促進你氣息、身體的平和，這三者相輔相成，具有共通性。

喚醒正面的能量

我們在冥想中會放鬆自己的身體到暫無作為的狀態，潛入到內心裡，可以瞭解到一些平時不曾瞭解的情況。

安撫消極的想法

在漫長的生活中，我們的身體和內心都經歷過許多事情，有愉快的，也有痛苦的。久而久之，這些經歷給我們的身心造成一些影響，漸漸地塑造成我們現在的性格。這種影響有好有壞。比如說，有一個小孩子因為屢次考試不及格，受到許多嘲笑而不是鼓勵，他可能會漸漸地生成一種失落、自卑的情緒，這樣的情緒會逐漸滲入進他的性格裡，以致定型。

要改變一個人的性格是艱難的。所以，我們應當注意，不要讓消極的影響在我們心裡存留，要想辦法消解它。當我們進入冥想，請隨著呼吸的節奏在內心尋找一下，有沒有消極的力量影響著你？如果有，記得安撫它，用心跟它對話，向它彰顯你的友好。它是脆弱的，是你整個心靈最容易受傷的地方。這一次就像是一場預警，提醒你以後要多給它一些關照。惟有用愛、用關懷，才能消解消極、負面的能量。一定不要忽略它，忽略會縱容它的力量和影響範圍越來越大。

在關照負面能量的同時，我們還有一項重要的工作要做，那就是喚醒身心裡正面的、積極的力量。

冥想中，我們潛入自己廣闊的意識，感受它的開放與親切。內心那個完整的你，完全地呈現了出來，你看到自己的某些陰暗面，也看到健康積極的自己。現在，我們要做的是把自己積極的力量召喚出來，讓它們發揮作用。

積聚能量的能量場

在我們內心深處，有一層最明智、最博大的力量，它恬靜而富有耐心。現在，我們慢慢地靠近它、感受它的開放和親切。想像著你離它越來越近，在這個過程中，你原本的浮躁、焦慮等情緒漸漸地離開你。你找到了平靜，找到了力量的源泉，它就像你心裡的太陽，而你像一株向日葵一樣，將所有的花瓣花盤和葉子都朝向它。

在你自身的中心似乎有一個能量源，你所有的能量都集聚在那裡。它還會不斷地擴大，不斷的汲取和獲得。這些能量就從你的中心映射到你身體的每一處，映射到你生命的每一階段，就像是一盞發光的燈，讓你的生命和四周都充滿光亮。

當你感覺到自己脆弱、不安時，就潛入到這裡，找出你的能量，在冥想中，過去、現在、未來已經沒有明顯的界限，你所有的過去和未來，都存在於此刻。想像在過去的時光裡，你所具備的能量，這些能量是時光賦予你的禮物，你一直帶著它們，在你未來的日子裡，你將繼續讓它們發揮作用。慢慢地，想像把所有的力量都集聚起來，越聚越大。你感覺到所有的力量就在你的身體裡緩緩地流動，支撐著你，讓你不畏懼未來生活中遇到的艱難和挑戰。

一些潛藏的智慧正在覺醒，放鬆你的意識，懷著感激的心情來繼續冥想。感謝智慧的存在，感謝智慧為你付出的努力。它帶給你許多奇蹟，還會繼續陪伴你，請你敞開心扉去呵護它，想像著那些與智慧相關的能量，洞察力、感知力、創造力等等，關照它們，謝謝它們為你的生活作出的貢獻。

提供養分的土壤

回憶一下，你生命中最美好、最精彩的時刻，精力充沛、富有創造力，充滿了力量，想像著這些聚集起來的力量正在慢慢地擴大，慢慢地從過去蔓延到你目前的狀況裡，再延續到未來。在這個過程你喚醒了你過去的、潛在的能量，你感受到自己的活力，感受到能量，讓這些湧動出的力量在你的身體裡保持勻速流淌，你身體的每一處角落都感受到了它的存在。

現在的你充滿了滿足和安全感，你感受到力量的同時，也感受到了自己的充盈富足。無論任何時刻，這股力量都會伴隨著你，而你只需要將它完整得呈現出來，讓它持續發揮作用。

冥想是喚起內心力量的過程，在穩定的呼吸中，我們核心的能量正在甦醒、恢復活力，開始傳播。同時，我們在生命在悄悄更新，繼續呼吸，並且感受這種微小一直持續著的變化——不要試圖透過冥想實現劇變，它只是給我們提供了一個調節身心的過程，要緩慢地進行，才能獲取和鞏固效果。

給自己勇氣和鼓舞，你就像一株紮根土壤中的大樹。你潛藏在心中的能量，就是大樹的土壤，為你供給足夠的能量，你是強壯的，可以面對和戰勝你現在與將來生命中遇到的所有困難。

每一次冥想，都要嘗試進一步去開發自己潛在的力量。在調整自己的同時，也試著去深入地瞭解自己，要知道你的力量遠遠不止這些，你可以做得更好、可以取得更大的成就——只有你有足夠大的夢想，並調集到了足夠的能量去給自己支撐。

感受每次冥想。力量都得到進一步發展的充實，這讓你滿足而心情愉悅。你漸漸地發現和挖掘到以前被你忽略的那一方面能量，你漸漸超越了自己的期望，看到了自己真實的強大。這種欣喜的發現，會讓你自己都感覺到驚訝。

讓大腦準備再啟動

在你使用電腦時，偶然會遇到當機的情況，你會重新啟動一下電腦，只需要稍微等幾分鐘，電腦就又可以重新使用了。

我們的大腦也是這樣呢！你在生活中，感覺到疲憊、麻木，再也找不到自己的靈性和豐富的想像力、創造力，面對困難你無力反抗，這種狀態，不正像一台死機狀態的電腦嗎？

聯想我們使用電腦時的情況就可以瞭解了。如果想讓電腦系統保持在良好的狀態，就需要定期地做檢查，讓防火牆和殺毒軟體能夠有效地運作。我們的大腦，如果沒有「防火牆」和「防毒軟體」，也會容易遭受「病毒」的攻擊。

定期更新腦部資訊

你應該有這樣的意識，要想禦敵，首先要讓自己足夠強大、有足夠的防禦能力。一個系統漏洞會毀了一台電腦，而一個意識上的紕漏，也很有可能會對你的整個生命帶來威脅或危險。

關於大腦、心智等心理問題，以及部分身體上的問題，這些問題的根源，都或多或少存在著一些障礙、停滯，我們正是要透過冥想，來消除這些負面的東西，讓大腦以一種嶄新的姿態投入到接下來的生活中，就像重新啟動了一樣，運作速度更快，操作也更便捷。

其實，除了電腦，也可以把我們的大腦比作一件複雜的機器，是一個整體，並以一種動態、平衡的狀態在進行運作。只要這裡面其中一個部分出現故障，那麼整個大腦都無法正常地工作。而冥想，正是給你一個檢修的機會，在冥想裡，你可以動用自我調節能力，保持平衡，讓大腦的功能有所進化和提升。

冥想的過程中，你要完全地相信，自己是一個整體，任何一部分都很重要，都需要關照和呵護。你所經歷的每一件事情、你感受到的每一種感覺，都是你的一部分，也許你不喜歡它們，但他們仍然是隸屬於你的，是整體的組成部分。

在冥想時，大膽地放開手，把自己整個身心都敞開，不要覺得害怕或者無助，相信只要你放鬆下來，虔誠地沉入冥想，沉入內心世界，就能找到治癒的能

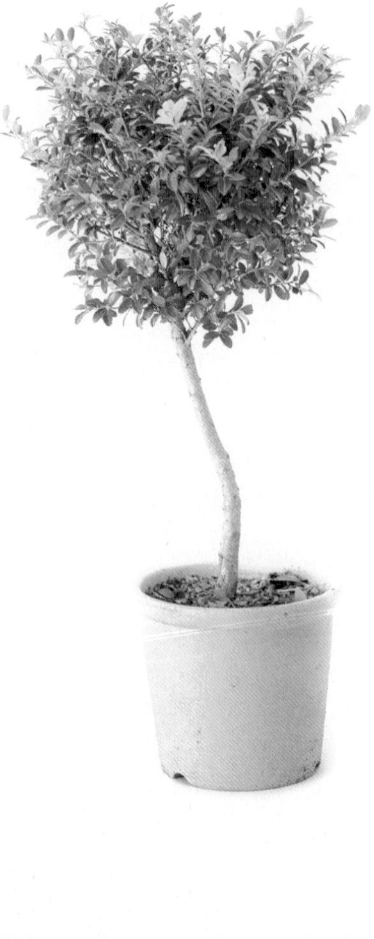

量。你全部的精神都在參與循環，生命力湧動出來，將那些阻礙物和廢棄物都沖刷出去。你感覺到自己的大腦、生命裡充滿了正面的能量，你似乎從來沒發現過自己具備這樣龐大的容量，被生命力充斥滿盈。

釋放掉不必要的記憶體

你的大腦，在平時的生活裡經常繃得緊緊的，過度壓抑，阻斷了創造力與靈性的通暢。在這樣的狀況下，你的身心都受到了限制。請主動地打破這種限制，讓自由、靈性、創造力等具有活力的精神，在你的意識中暢通無阻。

我們的生活經歷裡，有一些不好的經驗，或者糟糕的情緒，在你的頭腦裡形成一個又一個的死胡同。人一旦認真起來，很容易陷進無法自拔的境況裡，進而變得封閉。如果說你是一個整體的話，那這種封閉的狀態，就把你分成了幾個部分，彼此之間是沒有聯繫的，像被分別攔在不同的格子裡。你的大腦是緊張的，這種緊張的情緒還在不斷的擴張，不斷地擠壓著喜悅、好奇、靈動等正面的能量。

當你的本質慢慢的敞開來，你看到一個完整的自己，包括你的美好，也包括你的孱弱。每個人的心裡，都有一些弱小和消極的地方，現在，慢慢地找到你內心底層的能量，感受它在你的體內慢慢的流淌，流遍你的生命，讓這些孱弱的地方也強大起來。你需要看清你心裡、大腦裡所有的障礙和限制，才能夠去平和和開發它們。不要對它們產生懼怕，它們不過是你生命中的一部分，你可以掌握自己的生命。慢慢地試著將它們轉變成美好的東西，變成幫助你前進的東西，所有的障礙都會變成推動你前進的動力。

穿越時空的開機片刻

潛入冥想時，對時間和空間已經沒有了明顯的感知，你就好像進入了一個夢境。在這個夢裡，你覺得自己經歷了很長的時間，其實，你不過是處在這二十分鐘裡；你覺得自己隨著意識似乎去過了很多地方，但其實你的身體是靜坐在原地的。這是冥想的神奇之處，時間被拉長了，空間也具有了無限的延展性，因而你有了足夠的時空來為自己的精神做一個系統的檢查，找出癥結，進而一併解決。

一位學習冥想的朋友與我交流經驗。她說，每次從冥想中脫離出來時，她心裡都會懷著一股感動以及身心的輕鬆感。大腦像被清新的雨水沖洗過，沒有了平日裡阻礙我們思考的消極、悲觀與噪雜，整個人的精神狀態都煥然一新，充滿了喜悅與平和。這就是大腦「重啟」後的輕鬆愉悅。大腦就像度過了一個愉快的假期，現在再工作起來，已經不是才從前那種倦乏的狀態，而是深懷著希望和樂觀的。

冥想，它漸漸帶給我們奇蹟般的改變。也許你無法清晰地感覺到，但你大腦的「記憶體」容量經過「升級」之後，有了大幅度的提升，你有足夠的空間來處理和思考事情，並且保持在良好的狀態裡。

慢慢的體驗和享受這些微妙的轉化，你在不知不覺中，得到了淨化和進化。

隨著數息剝洋蔥

冥想的世界不是平坦的，而是呈現出一種「層層遞進」的姿態。冥想，是一個神奇的地方，你可以安全地在意識的世界裡信步遊走，深入到內心，看到本色的自我。在冥想中，你可以漸漸地瞭解到你所關注的事物以及自身的本質，這就像一場自在的旅行。

我們知道，旅行會有起點、中轉站和終點，其實，冥想也可以如此。在冥想的過程中加一點層次和規律，更容易取得效果。

在冥想時，你放鬆了自己的身體、精神，潛入到內心的世界裡。一開始，你感覺到寧靜，感覺到安全的氣氛，對外界環境裡的刺激已經沒有了明顯的感知。沒錯，現在你進入到了冥想中，但是，不要固步自封，這不是最深的層面，如果僅僅停留在這一層的話，就會錯過許多美好的感受呢！

數息計時，層層遞進

冥想是一個過程，而不是一個結果，你要體會那種「層層遞進」的感覺，是從一個層次進入到更深的層次。因為接觸到更多的真實，從而更多地瞭解自我。

我們的生命就如同一株大樹。地面只上是樹葉、樹枝、樹幹，我們進行冥想，恰如從地面潛入到了地下，看看生命源泉是怎麼一副模樣。樹根蜿蜒著向下，有深遠的根基。如果你僅僅停留在離地三寸的地方，是無法概觀樹根全景的；如果我們僅僅停留在剛進入到冥想時的那個層面，也無法看透全部的真相。

提醒一下自己，繼續往下走，看看下一層有怎樣的「風景」。我們可以用計時來引導自己。現在，開始從「一」數到「十」。每數一個數字，請儘量讓自己進入到更深一層的冥想世界，感受這種遞進的感覺。你在進步、在深入，這種感受是神奇的。

開始了，你的身體放鬆下來，意識在自由飛舞，紛雜的情緒都平靜了下來。你閉上眼睛，調整自己的氣息，把注意力集中到一點上，慢慢地走進了冥想的世界。你在心裡默念數字，然後引導自己在冥想的世界裡前行。

數「一」時，你正站在離冥想大門不遠的地方。你剛剛來到這裡，外界似乎離你越來越遠，你走進一片空靈的世界裡，這裡讓你安靜，舒心。

數「二」時，向下移，感受自己越來越深入於冥想世界，越來越深入到自身，而外界環境似乎已經對你沒有任何干擾，你徹底進入了自己的內心意識裡，你看到一個真實的自我，與日常生活中的你有許多不同。

數「三」時，繼續下移，越來越深，不要停滯。請溫柔地嘗試與真實的自我進行溝通，喚醒沉睡的想像力、洞察力以及靈敏度。請認真地審視自我，去瞭解它的感受，洞悉它的內在。

數「四」時，你的意識在冥想的世界裡輕柔地移動，你漸漸觸摸到了自己生命的本質，你感覺到自己似乎回歸到了真實的自我。去體會那些你意識裡的種種力量，有積極的力量與消極的力量，前者激勵你進步，後者則畏首畏尾，試圖讓你放棄。

數「五」時，你又深入了一層，你與那個內心裡的自我達成了一致，形成一種和諧的狀態。透過冥想做自我的調節，讓那些積極的力量不斷地擴大，而消極的力量越來越小，你的身心被樂觀、積極的感覺充盈著。

數「六」時，你的意識在不斷的擴大，你的內心世界幾乎將所有的一切都包納進來，此時你完全地融入了那個世界。你感覺到源源不斷的正面力量正湧動著。你開啟了自己的潛意識，觸摸到了自己的潛能，現在，這種潛意識裡的能量正在眷顧你。

數「七」時，你的意識越來越深，就快接近到生命這株大樹的「根源」，你的內心越來越平靜，卻又是充滿了生機與活力的，也充滿了積極的力量。你的身體和心靈，都處於一種極度舒適的狀態。

數「八」時，還是在繼續下移，你內心裡的愉悅感越來越清晰，你在冥想中看到的映射世界也越來越清晰。這是一個美好的世界，你似乎化作了一陣意識，或一陣風，自由地飛舞，完全不受任何外力的干擾。

數「九」時，你的內心感受力越來越敏銳，而愉悅和平和的感覺變得更清晰，並一直持續著。此時，你感覺到一股強力的吸引，讓你繼續往下走，深入到下一層的世界裡。

數「十」時，冥想已經進入到一個非常穩定的狀態裡，你的意識也達到了一個穩定的水準。你看到了生命的根源，感受到了生命的律動，內心裡的微妙能量都聚集到你身上，你感覺到自己充滿了和諧而積極的力量。這是冥想的最深水平，你洞悉了自己的意識，看清了自己的本質，創造力、想像力等也都獲得了釋放，精神上的煩惱與緊張，都已經在不知不覺中消失不見了。

數十個數字，是給自己有意的指引，當你熟練了以後，冥想就容易得多了，可以不必進行這樣的步驟。因為在你的意識裡，已經存在著一個看不到的「時鐘」，告訴你在何時應該做什麼，並在冥想中收放自如。

現在我沒有給自己明確的時間限制，也沒有外界的提醒了，可我每次還是都會在二十分鐘左右以後準時從冥想中回歸現實中來。這就是因為，經過長期的練習，我的身體和意識都已經習慣了冥想的步調，並能夠自覺地配合了呢！

每個人的冥想，可能都有一種不同的步調，你需要適應它、配合它，讓它穩定下來，並隨著冥想的層層深入，一層一層地洞悉自己的內心，獲得最深層次的感知和釋放。

Part 4

融入生活的冥想

沒有人有開心的一切，面對生活我們總是有太多的失落，
但是心不療癒，得不到健康的身體。
透過音樂香味燭光色彩，我們完成冥想，以嶄新的力量迎接未來。
沒有恐懼，沒有障礙，只有問題的解決，再也沒有其他了！

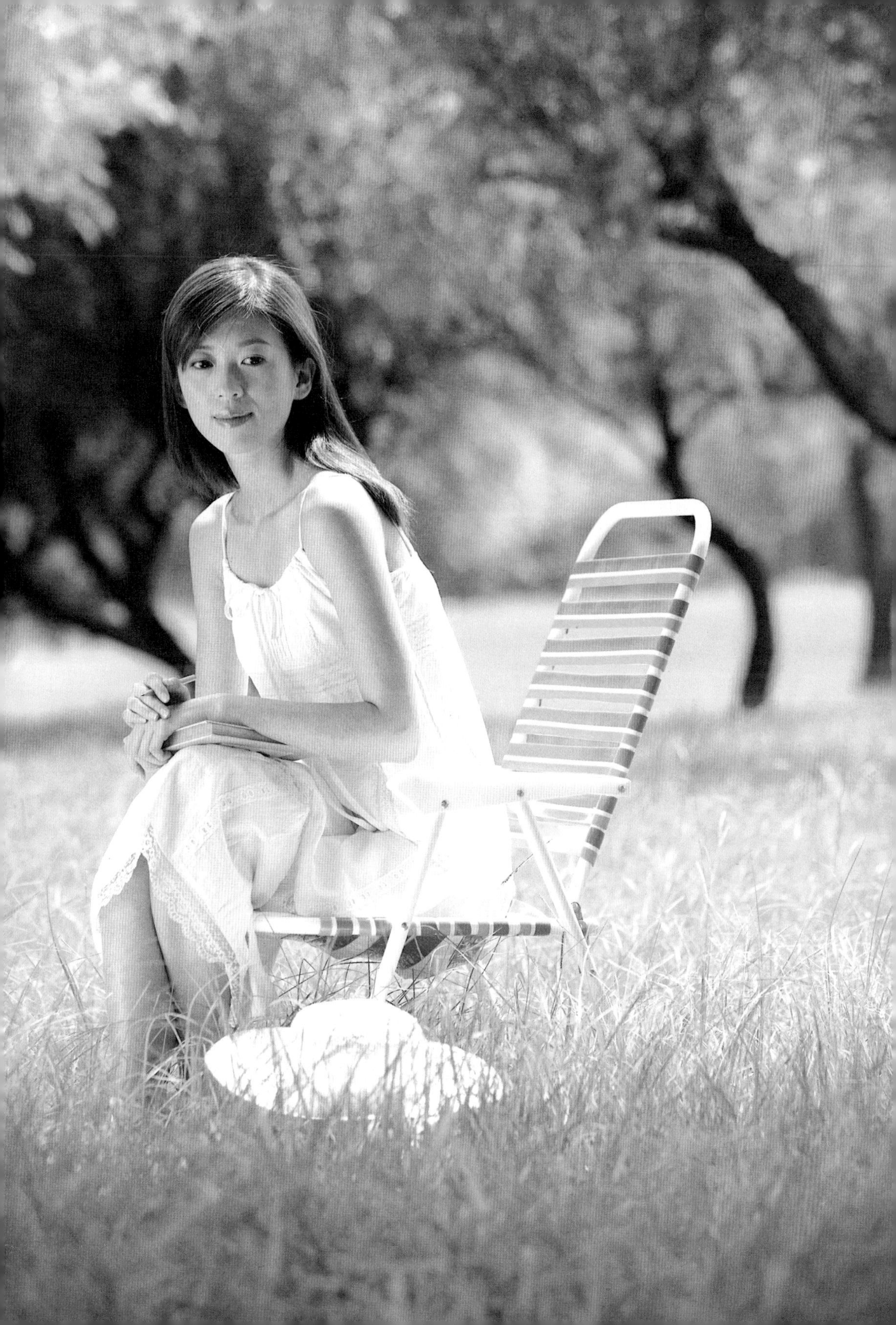

生命是一塊潤玉

我們學習冥想，是希望透過這種方式來尋求一種更好的生活狀態。在長期冥想的過程中，我們漸漸安撫自己浮躁的情緒和不安定的心，喚起想像力、創造力，及潛能。這就像一場精神上的新陳代謝，一場自我的生命提升，一場心靈上的蛻變。

給予心靈養分

慢慢地體會發生在自己身上的神奇變化吧！如果我們把生命比作一顆玉石，那麼冥想就是打磨與護養的過程，經過這些，它的弧度才會越來越圓潤，線條越來越流暢。

生命是一塊玉，我們要像養玉那樣呵護自己的生命。定期擦拭這塊玉，拂去落在上面的灰塵——正如驅除生命中那些不堪忍受的負累。

給它適宜的濕度、溫度，才能保證它的潤而透——正如為自己培養起良好的情緒、心態，讓我們的生命更通透。

如果它有偶爾的碰缺損壞，更是要及時得修復——正如尋找並安撫生命中的不安與混亂，讓它們安定下來，井然有序。

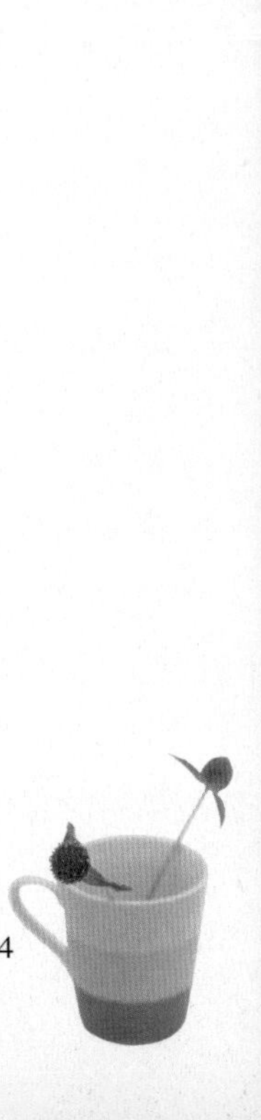

保存妥善，避免與酸鹼類物品接觸，避免長期強光照射，以免損傷玉石表面結構——正如要學會規避那些會傷害到我們的事物；堅持冥想，會讓你的生活像美玉一樣散發美麗的光澤。在這個過程中，我們沉睡的生命力被喚醒，心靈獲得了圓滿和開闊，我們的靈性得到提升，並找到了一種嶄新的生活狀態。

你在冥想那種看似平靜卻蘊藏著巨大能量的意識狀態中，找到了一個嶄新的自己，告訴自己，生命是美好的，想像它就是一塊無暇的玉，你慢慢地靠近它，觀察它的需要，並及時地提供給它。

養玉需要足夠的水分，需要定期用潮濕的軟布擦拭，或者在放置的櫃檯內放一杯水。對我們的生命之玉而言，冥想，就是那擦拭的軟布、放置的水，為我們的生命提供了「水分」補給。

不僅如此，在冥想中我們吸收了生命所需的「養料」、「氧氣」，以及一切的能量。我們治療著自己，用這種能量解決了過去和現在困擾著我們的難題，同時又把能量帶入我們生命的未來之旅，帶入即將到來的時光——我們的未來是充滿了能量。

治療沉痾的心靈

治癒過去，引導未來，冥想就是這樣一種身與心的鍛鍊方式。它的效果並不只是在那短短的二十分鐘內，而是會延續到我們日常的生活中。我們透過冥想來調節身心狀態，治癒那些潛藏在身體和心靈中的「頑疾」，譬如身的疲乏、心的孱弱，從而讓我們能夠用一種嶄新而健康的姿態積極地投入到接下來的生命歷程中。

用冥想來解決生活中困擾你的苦惱，並在生活中運用冥想帶給你的效果，這就是我們練習冥想的目標和初衷。感激冥想重新開發了生命潛能，感激它給你的性格增加強壯的力量。在生活中，延續這些感激，把冥想帶給你的能量發揮到最大的限度，勇敢地去面對接踵而來的挑戰。現在的你有能力這樣做，因為在冥想中你找回了完整的你，並且具備了足夠的能力。

冥想為生命帶來光芒，照亮你的前路。當你用冥想這塊「軟布」擦亮了自己心靈的眼睛，就可以更清晰地看到這道光，接受它的指引。光芒照亮了你前方的事物，你感覺到自己把「昨天」附加到肩頭的重量都卸除下去，輕鬆自如地向前邁步。而那些過去遇到的曲折、坎坷，它們會提醒你在接下來的旅途中應該注意的區域，提醒你不要再犯同樣的錯誤。

把你全部的注意力都集中到未來的路上。認真地考慮，有哪些需要注意的地方，給予它們足夠的注意，慢慢地解決它們，花點時間，把這些阻撓你前進的事物、心靈上的石塊都清理掉。

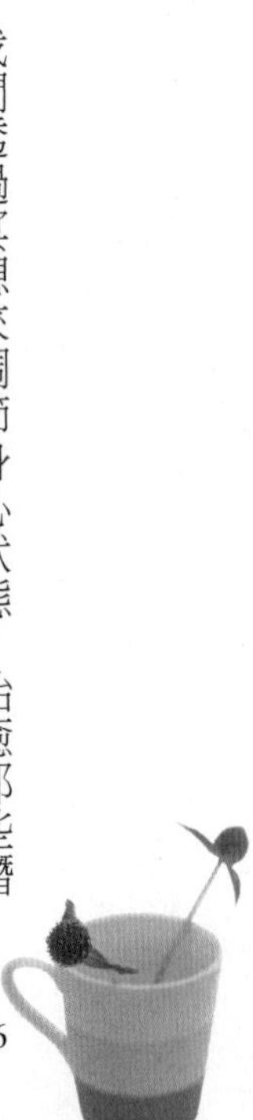

為生命編織美妙的舞步

冥想給了我們一個機會，瞭解和發覺我們適合的方向、適合的位置，並給我們提供了能量。這種感覺，就好像為我們的生命進行編排了一場舞蹈，你認真地完成每一步舞步，擺好每一種舞姿，完美地完成它。我們的生命是有明確方向，有一種自然的秩序感，而不是雜亂無章的。隨著冥想，我們把自己引導到一個適合的方向上，這個方向是堅定而長久的，你的人生旅途都會順著它的指引而前進。生命，就像一塊圓玉，慢慢地向前滾動，直到達到你想要到達的地方。

為了達到這樣的目的，我們就需要針對自己生活中的問題有效地進行冥想。每個人在生活中、精神狀態中，都有自己不同於他人的問題，集中你的注意力，去發現和解決自己存在的問題。比如，當你感覺到壓抑與拘束時，就在冥想中用平靜來洗淨和沖刷掉這些心靈上的暗礁；而當你迷失於自卑、失落時，就格外注意培養自己的勇氣和自信，找到自己的癥結，並動用所有的力量去解決它。

有針對性的冥想，會讓你的生命方向更明確。生命如玉，而你需要的，則是隨時地發現它的需要，並且提供給它，在它需要拂拭塵埃時，就去拂拭它；在它需要水分時就去清洗它。

瞭解生命的需要，並且為它提供能量，是我們對自己的最好關照。

以冥想，治療自己的身體

生命是神聖的，就像一個奇蹟。我們的身體，也是奇蹟的一部分。在冥想中，我們要學會關注自己的身體，冥想可以治癒的，並不只是我們的精神，對我們身體上的健康也有著積極的治療作用。

將能量運作到身體各處

在冥想中，我們就像帶著礦燈的工人，一點一點照亮身心的每一處角落，找到那些痛苦的、不順暢的地方，解決它們的問題。請多關照自己的身體吧！保持均勻的呼吸，吸氣，吐

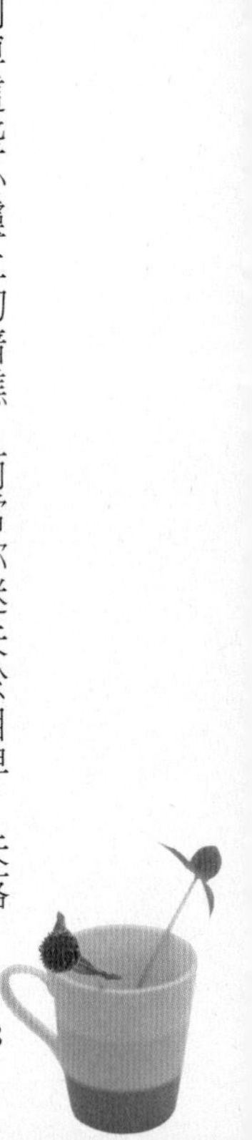

氣，感受氣息不斷地進出你的肺部。想像你的肺部是什麼樣子，如何進行「工作」的，傾聽喘息時規律的聲音。你的肺部，支撐著你的呼吸，它是健康的，你的呼吸是順暢的，告訴自己，把這種健康保持下去。

然後，傾聽你的心跳、你脈搏的頻率，關照你的心臟。健康的心跳和脈搏，讓你的血液在身體裡正常地流淌，為你的身體帶來足夠的營養。血管遍布你身體的每一處角落，把你的生命串聯起來，你的肉身，因而成為一個整體。冥想中，有時或許能聽到自己清晰的心跳，「噗通、噗通」，是生命有力的律動，請懷著感恩來對待我們的生命，以及代表生命中心的心臟。

還有你的骨骼。骨骼，就像一座房子的屋樑，它是我們身體的框架，你站起或者坐下，一切的舉動中，骨骼都發揮著至關重要的作用。就連冥想中的坐姿，也是由骨骼支撐起來的，它堅固而結實，是你生命的依持。骨骼的各處，骨髓裡的造血細胞，是你血液的來源，所有的營養、氧氣都要從這裡發源。

接下來是肌肉組織。肌肉，緊緊地依附著骨骼，讓我們的生命充實起來，有了外在的形狀，也得以運動。肌肉柔軟而靈活，具有韌性的同時又不缺乏力量。在冥想中，你的肌肉是放鬆的姿態——肌肉正在休息。感受它現在的狀態，感受將肌肉聯合在一起的韌帶、結締組織。我們的身體多麼神奇，每一處都各司其職，共同構成了一個完整的「人」。

再則是皮膚。皮膚一直包容著你，給你保護，想像你的每一個毛孔都在呼吸，把空氣和來自外界的能量吸收進來，把毒素排除出去，捍衛著身體的健康。

你的淋巴等免疫系統，就像你身體的員警，隨時監控著任何一點的變化，遇到情況時會立即提出預警。想像你現在正在鼓勵這個「員警」，讓其可以更好地為你服務，具備更精確的分辨力，可以將那些「病菌」隔離在身體之外，保護健康和安全。

還有很重要的消化系統。吸收和消化系統，從口腔、咽喉，到食道、胃腸，再到排泄系統，都需要你投以密切的關注。口腔用以咀嚼並分泌唾液幫助消化，咽喉和食道將食物運送到胃部，進行粉碎和有選擇的消化吸收，再交給排泄系統。這一連串的「工作流程」裡，哪一個細節出了問題都會影響到你整個身體的健康。當它們和諧運作時，就像一台精妙的儀器。用你的意識感受它、想像它，關照它工作的全程。每一步的流程都很奇妙，你似乎能感覺到營養被消化系統從食物中提煉出來並且吸收，為你的身體提供能量補充。而排泄系統則負責清潔事物的殘渣，把好的留下，把不需要死細胞、毒素都過濾和排放出去，你的身體既獲得了營養，也獲得了乾淨和輕鬆。這一連串的「合作」多麼默契，都有條不紊地運作著，請用你的意識來感受體內器官「工作」的全部過程，領會身體的奧祕，生命的奇蹟。

除了身體的器官，還有我們的神經系統。神經系統，是我們與外界溝通的「橋樑」，它總是能敏銳地察覺到外界的信號，並將這些訊息傳遞給我們的身體，讓身體即時地作出反應。把你的意識集中在神經系統上，想像它是如何運作，如何接受到外界的刺激並轉化為訊息，運送

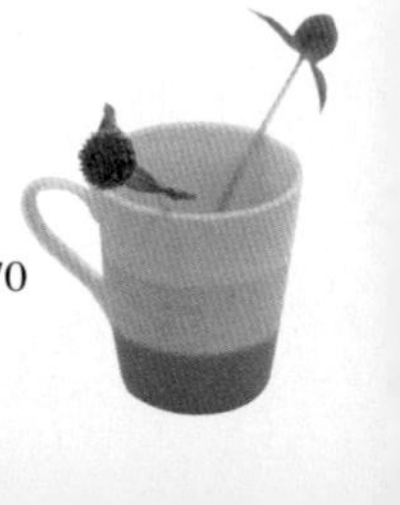

Part 4

融入生活的冥想

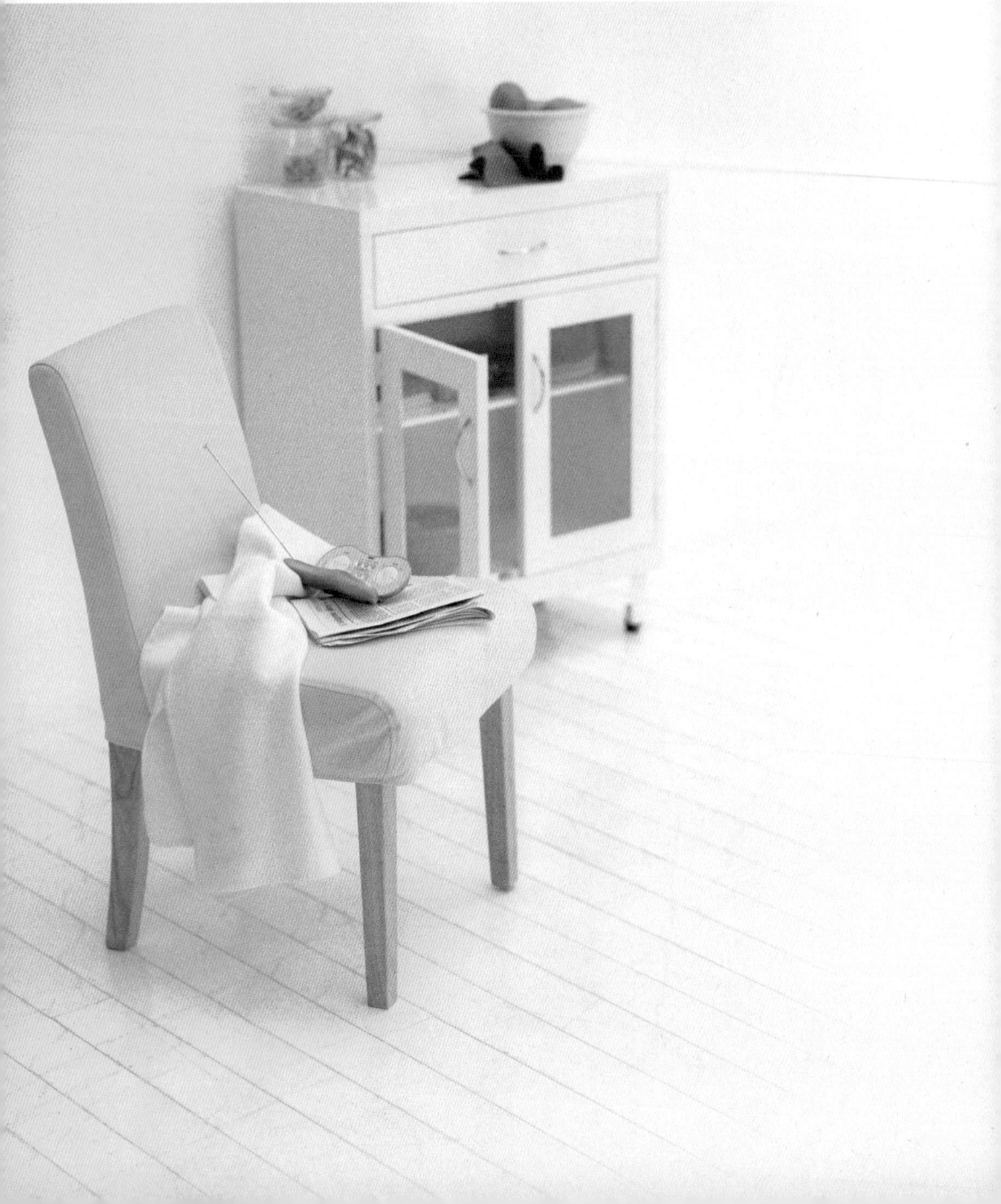

到大腦。我們的大腦經過分辨，會將一部分的訊息儲存下來，將一部分的訊息「排除」出去。

我們的大腦是一台精密的「儀器」，也是我們的身體中最神奇的一處構造。感受它的精妙、它的靈活，你可以透過冥想開發它的潛力，讓它運作起來更靈敏。

我們的身體是一個完美的整體，每一個細胞都參與到身體的運作中來，發揮著它們的作用，做出它們的貢獻。**在冥想中，請感受它們的和諧與運作。這是生命內部連接的奇蹟，我們帶著神聖和感恩的態度去感受它們，體察它們，想像在冥想呼吸的過程中把強大的能量送到那裡，送到你身體的每一處角落，尤其是察覺到不適的地方。**

擴張你的意識，將那些身體上存有病痛、不適的部位都容納進來，給予呵護。在冥想中，為自己建立一個積極的設想，身體的每一個器官、系統都就接受了你在冥想中輸送過去的能量，以及舒適、放鬆、平靜、安詳等感覺。不適感將漸漸地消失，我們的身體也漸漸舒展開來。冥想，就是有這樣神奇的效果，在促進身心交流的同時，也能保持身心的健康，提高我們的免疫力，並減緩身體上的病痛。

經過冥想的治療之後，我們身體的「零件」可以更好的運作，發揮更大的作用，並充滿活力。

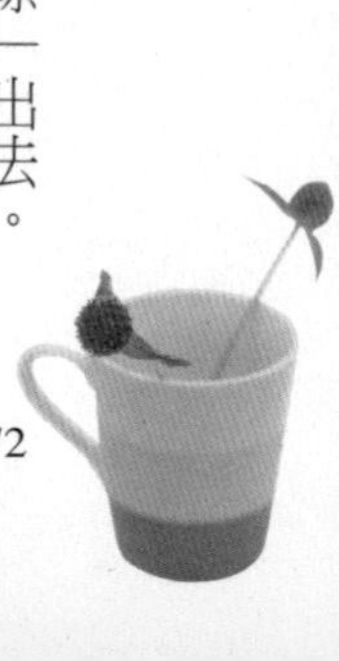

找回失落的記憶力

記憶力，在我們的生活中扮演著很重要的角色。如果離開了記憶力，我們不僅沒辦法工作和學習，就連正常的生活都會出現問題。遺憾的是，有一項科學調查說人類的記憶力正處於衰退狀態，許多人都為此而困擾，並通過各種方法希望能增強自己的記憶力。

別讓壓力奪取記憶

靠保養品真能為我們找到失落的記憶力嗎？效果是有的，只是可能並沒有傳說中那麼顯著的效果。例如亞麻籽油的確可以補腦，但大腦獲得了更多的營養，也並不意味著我們的記憶力會獲得同步的提高。更何況，我們遇到的記憶力衰退現象，多數不是因為大腦缺乏營養，而是因為其他的一些非官能方面的原因，比如，長期的壓力、情緒等等。

當人長期被壓力、壞情緒圍繞時，身體裡會持續地分泌一種叫做可體松（Cortisone）的荷爾蒙，會對大腦的功能，尤其是記憶力產生負面影響。它會干擾大腦細胞中神經傳遞素的「工作」，讓壓力大、情緒壞的人越來越健忘。由這種原因造成的記憶力衰退，是你補充再多的營養、吃再多的藥物，也是沒有效果的。營養和藥物，只對你的身體有效，但沒有辦法緩解你的壓力，治癒你的壞情緒。

但這些問題卻通過冥想來解決。有醫學方面的研究表明，每天堅持二十分鐘的冥想可以有效地鍛鍊大腦功能。因為我們的身體停止了運動，所有的注意裡都投注到意識上，使得大腦皮層裡負責注意力、記憶力的部分有所增厚，也就可以更好的發揮作用。

利用冥想增強記憶

還記得小時背誦課文嗎？你聚精會神地背，與三心二意的背，效果是大不相同的。冥想時，我們是聚精會神的狀態，所有的注意力都集中了起來。注意力，是記憶的大門，當我們鍛鍊自己注意力時，記憶力其實也得到了相應的鍛鍊。

當我們透過冥想讓驅除內心裡的那些煩亂和累贅，讓心境變得輕鬆而愉悅時，你的注意力就不會被過多的事物干擾，可以輕裝上陣，專注於那些有益的事情上，記憶力自然也會有所提高。

冥想，為我們提供了一條路徑。記憶力需要在生活中的不斷鍛鍊。無論是提高記憶力也好，喚起想像力也好，冥想只是一個開端，為我們的改變掃清道路，剩下的還是需要我們依靠自己的努力來完成。經歷過長期的冥想練習，我們的身心都處於很好的狀態，有不錯的接受能

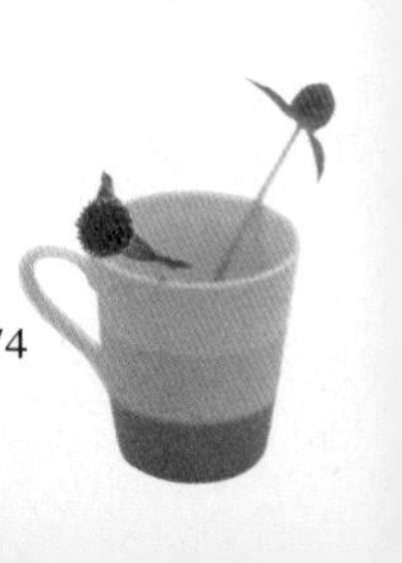

力，正要趁著這些好狀態還在時來讓自己來學習和鞏固一些好的能力與習慣。

增強記憶力，需要你有意地訓練自己，比如做一些相應的練習。青少年時期記憶力最好，並不是因為那時年紀小，而是因為身處學生時代的我們每天都需要背記功課，寫作業，並且準備考試，這些其實都是一種記憶力的訓練。

當我們漸漸遠離了那個時代，生活需要靠手機、備忘錄提醒時，就因為缺乏了系統的練習，而讓記憶力「居低不上」。而冥想，卻可以協助我們漸漸地擺脫這種狀況，漸漸地尋找回我們失去的記憶力。

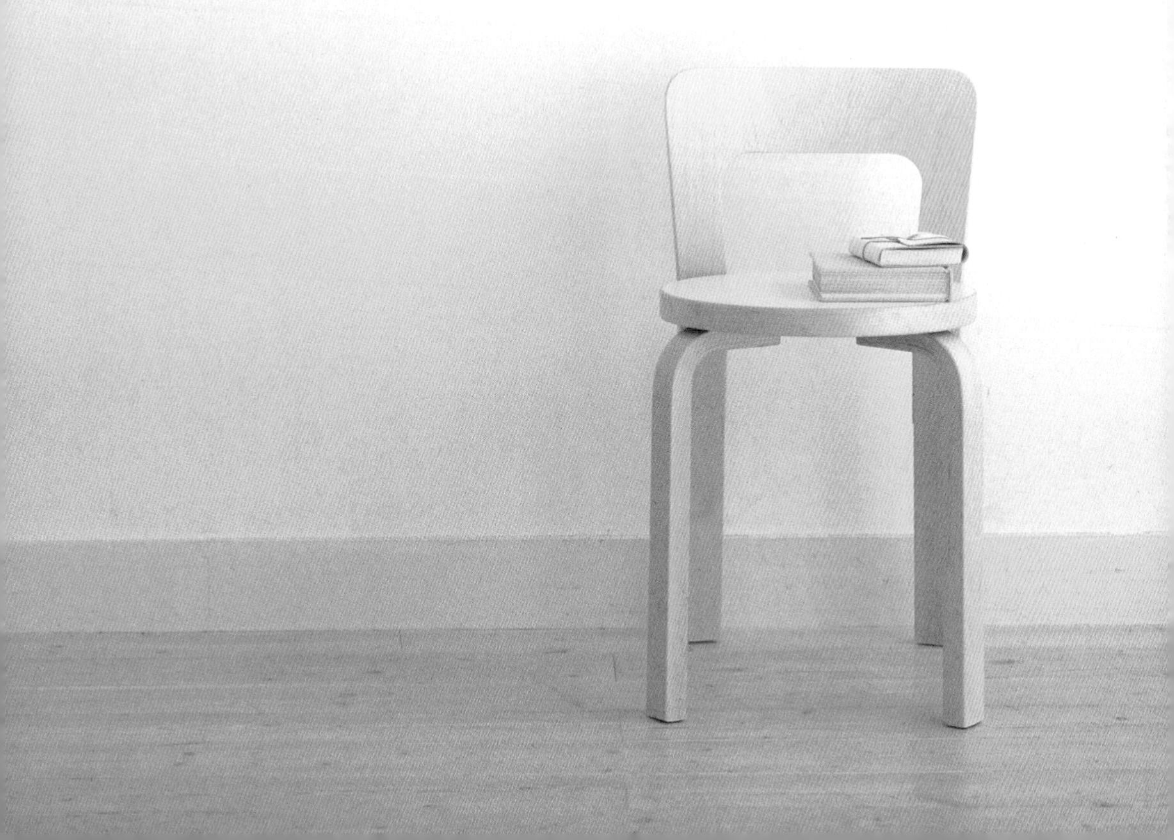

聲影香味串起新感受

冥想是一種修身養性的方式，同時也是一種私人化的東西。你可以自主地為自己做冥想的安排，比如時間、地點以及姿勢等，這些都是由你來決定的。冥想的目的，是為了入靜，達到修養身心的效果，讓自己能夠獲得安寧和淨化，為了得到這樣的目的，也為了使得效果更顯著，你可以做一些輔助性的工作。

就像在衣食住行上，每個人都有自己不同的習慣與喜好一樣，冥想也是如此。不必千篇一律，冥想就是要引導著你找到舒適，而不是刻板的教條。

音樂

在冥想的同時，你希望自己得到額外的輔助。這個輔助物可以是多種多樣的。我剛開始學習冥想時，喜歡在房間裡放輕緩的音樂，能夠讓身心儘快地放鬆下來，進入到狀態。喜歡音樂冥想的朋友們要多加注意，因為不是所有的音樂都適用於冥想。一些節奏太多的旋律會擾亂你呼吸的節奏，從而影響到冥想的進程；而太傷感的曲調，則會影響到你的情緒，讓你無法平和下來。所以，挑選合適的音樂是一件重要的事情，如果隨便使用，對冥想會產生反作用。

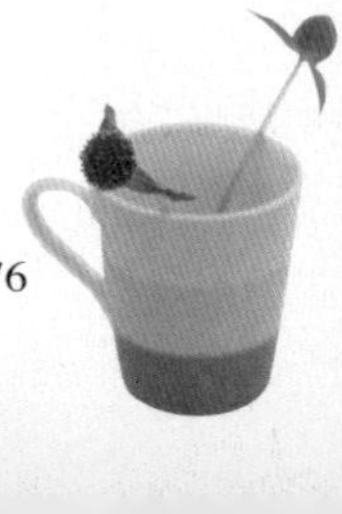

在市面上也有專門為冥想準備的音樂光碟，喜歡的朋友可以去挑選。

此外冥想時要注意，音樂是幫助你放鬆和集中注意力的，不要把全部的心力放到音樂本身上。不要刻意地去關注音樂，它是輔助而不是全部。

香味

我們每個人身體體質和心靈上的「氣質」都有所不同，就像愛好和習性有所不同一樣。我喜歡在音樂的輔助下進入冥想，而你也許覺得音樂等任何響動都是

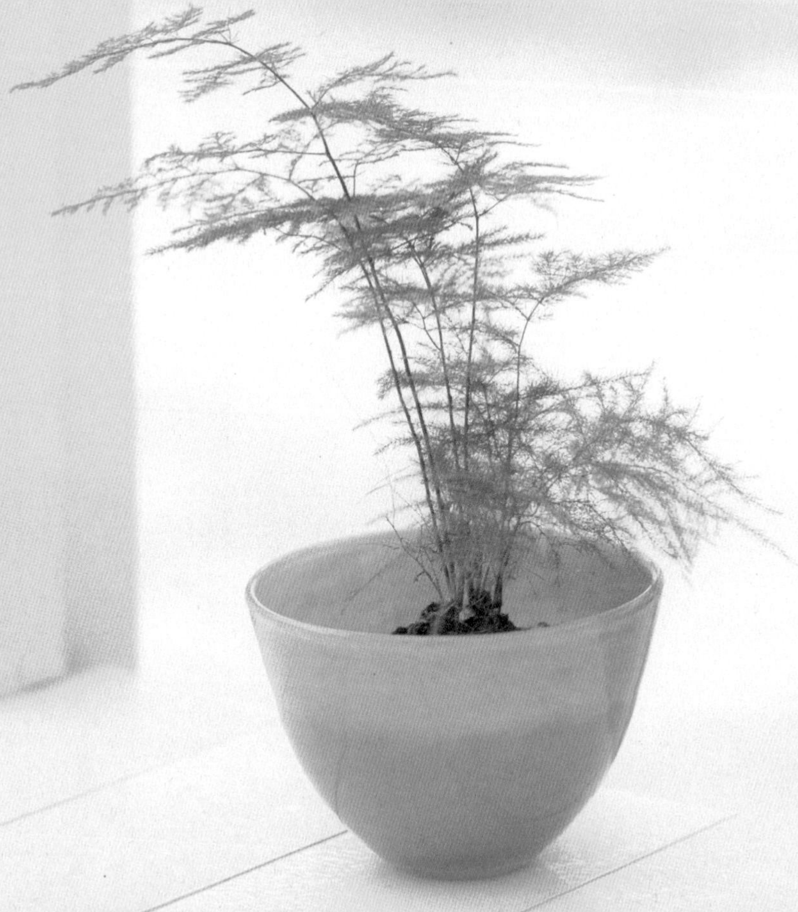

干擾，那麼也是還有別的方式可選的，比如香味。

有的朋友在冥想時喜歡在身體上塗上能舒緩神經的精油，比如能幫助身體排毒減肥的天竺葵、杜松等，可祛除負面能量並助心神安穩的檀香、依蘭等。或只是在周圍放幾株散發著自然香氣的盆栽。在清新的香味中慢慢的放鬆身心會讓我們更快地沉靜下來，冥想的整個過程都被這種美妙的味道伴隨著，也許會有意想不到的效果。當然，選擇合適的香味也是一種技巧，味道不能太衝太刺鼻，否則會干擾到你的心神。就選擇那些淡淡的若有若無的香氣，讓它溫柔地包裹著你，就像穿了一件舒適的衣服一樣，感覺安全而貼心。

沿著這股香味慢慢地放鬆思緒，進入冥想。體味一下，你在生活中曾經經歷過的酸甜苦辣，那些人生的百般味道，也許讓你疲憊和委屈，但現在，你的身體和心靈都被香氣容納著，細細地感受這一切，你會有溫暖的生活，有屬於自己的幸福。這股念想會融入生命裡，伴隨著你一生，請用快樂來回報自己，讓自己充實起來吧。

燭光

有一種「燭光冥想」，也受到許多人的喜愛。冥想時，關上燈，拉緊窗簾，燃一支蠟燭在眼前。選擇盤坐或跪坐的方式，讓蠟燭保持在你平視目光的水平線上，而距離約在半米到一米

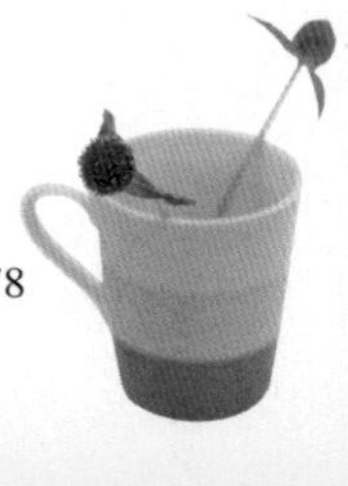

之間。在冥想開始之前，先閉上眼睛用心感受燭光的存在，然後睜開，凝視燭光。眼睛放鬆，儘量不眨眼，感覺眼睛要落下淚或者已經落下淚時，慢慢地收回目光，重新閉上眼睛。此時，可以將手掌扣成碗狀，罩在雙眼上，不要碰觸到眼睛，保持深呼吸。

重複幾次，在過程中把意念集中於眉心，想像你的眉心也有一盞燈光，安靜而明亮。練習時，記得把眼鏡摘下來，包括隱形眼鏡，以免妨礙到眼睛的運作。燭光冥想有點類似於集中注意力的鍛煉，可以提高視力的靈敏度，加速眼部血液循環，還可以增強記憶力、意志力，改善焦慮、抑鬱、失眠和緊張等情緒。

在通常的閉目冥想中，也可以點燃蠟燭作為輔助，雖然你的眼睛閉著看不到，但還是可以感覺到柔和的燭光、跳躍的火苗，就像整個冥想的世界都有了光亮和指引。不過，需要注意的是，要選擇那種沒有刺激性味道的蠟燭，有些蠟燭燃燒時氣味過大，會讓身體產生不適感，不利於冥想。

色彩

色彩除了具有視覺上的美學意義，還可以影響到人的情緒，緩解心理壓力。不同的色彩有不同的效果，比如橙色使人歡愉而自信，粉紅色可以舒緩性情，促進皮脂腺的分泌，而綠色有助於深呼吸，增加體內血液循環和器官的獲氧率。

那麼在冥想時，要如何利用色彩呢？

方法一，在冥想中進行色彩的周遊。選擇舒適的坐姿坐定，閉上眼睛，讓自己放鬆下來。現在，想像自己處在一個五彩繽紛的世界裡。你的面前有新生的草木，嬌嫩的綠色讓你心情舒暢。金黃色的向日葵成熟了，你感覺到活力，以及欣欣向榮的生機。繼續往下走，你看到五顏六色的花朵，看到七彩斑斕的彩虹，看到許多無法用語言和文字描述的顏色，大自然的豐富色彩讓你流連忘返……心情在不知不覺時，就沉靜了下來，你身體的每一個細胞都敞開來，吸收著外界的能量。

方法二，選擇一個你最喜歡的色彩進行冥想。在冥想之前，你可以先做一些準備，比如喜歡綠色，就先選擇一件綠色的事物進行凝視，認真地觀察它，哪怕你之前已經看過它無數次。現在，懷著真誠的心態重新看看它，把它記在腦海了。然後，閉上眼睛，把大腦裡所有的思緒都停下來，開始回想這個綠色，讓它在腦海裡慢慢地浮現出來，從一開始的模糊，到越來越清晰，越來越飽滿。讓這片綠色保留在你的腦海裡，漸漸將所有的注意力都轉移到它上面，不用評價，你只需要用心去體會，去感受。

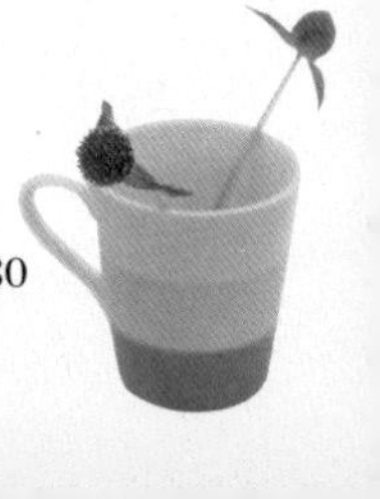

看清現實．找回自己

一直在講冥想的好處、冥想的準備工作和冥想的進行過程，其實我們也應該關注另外一點——如何結束冥想？冥想結束之後，該如何將它的效果延續到日常生活裡，如何用冥想的力量來改造我們的環境？

先說如何從冥想中回歸。其實，這跟我們深入內心的過程相反，只是從冥想中回歸的路徑要比進入冥想、入靜迅速得多。從一開始數，一，讓意識慢慢的上升；二，繼續上升，然後試著緩緩地睜開眼睛；三，把注意力轉移到周圍的事物上；四，意識繼續上升，想像你滿載而歸，帶著從冥想中獲得的能量、靈感等「好東西」，漸漸地邁回現實的路上；五，身和心都回歸到現實中來，享受那種感染一心的感覺，並認真地體悟現在的你與冥想之前的你，有何變化？

越來越清晰的世界

當你完成一次冥想，慢慢地張開眼睛，世界會變得清晰，你的身與心也變得輕鬆起來——卸掉了一些沉重不堪的負擔，你的心靈獲得了充足的休憩，同時，你也補充了自身的能量，並獲重新開展的想像力、洞察力、靈敏度的。現在的你，是一個樂觀而積極的你，請懷著自信重新投入到生活中去，你有能力應對生活中任何的困難和阻礙，有能量讓自己過得更加幸福美滿。

我們在冥想中開放的能量，不會隨著冥想的結束而消失，積極的運用它們，才不是對冥想的浪費。當你在生活中遇到難題時，就深呼吸，感受那些在冥想中獲得的能量，它們還在你的體內，把你的心靜下來，意識到它們在你的身體裡流淌。

繼續呼吸，在氣息的吐納中讓能量不停奔流，並試著將它們集中起來。設想一下，現在你聚集了足夠的能量，重新恢復了力氣和靈性。暫時的困境，都是可以通過主觀能量來解決的，阻礙不了你進步的路，你有實力戰勝它們。

學會調用這些能量，讓自己精力十足，鬥志昂揚。能量，就好像你手下的千軍萬馬，是聽從你的指揮和調配的。你在呼吸時，試著回想冥想時的狀態，你的內心安寧而清明，意識在自由飛舞，能量源源不斷地湧現出來。想想那時的充沛狀態，你要學會使用它們。當你需要將注意力集中到一點上，比如，集中精力去寫一份策劃時，就嘗試把你的能量都聚集於此，聚集到你對策劃的思考中，順便將想像力、靈性也都轉移到這上面來，聚精會神地投入到其中。這樣做的好處是不僅會有速度，還有利於工作的品質。你曾在冥想中鍛鍊了自己集中注意力的能力，也開發了自己潛在的智慧，相信自己，你能夠把事情做好。

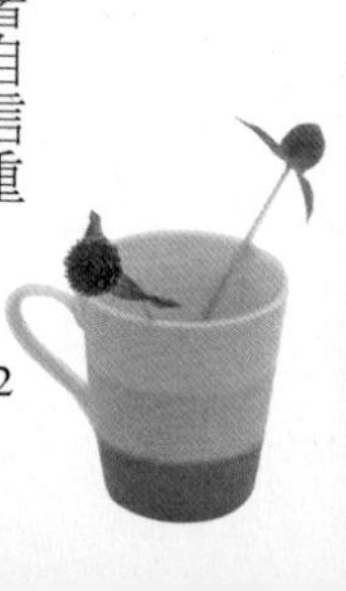

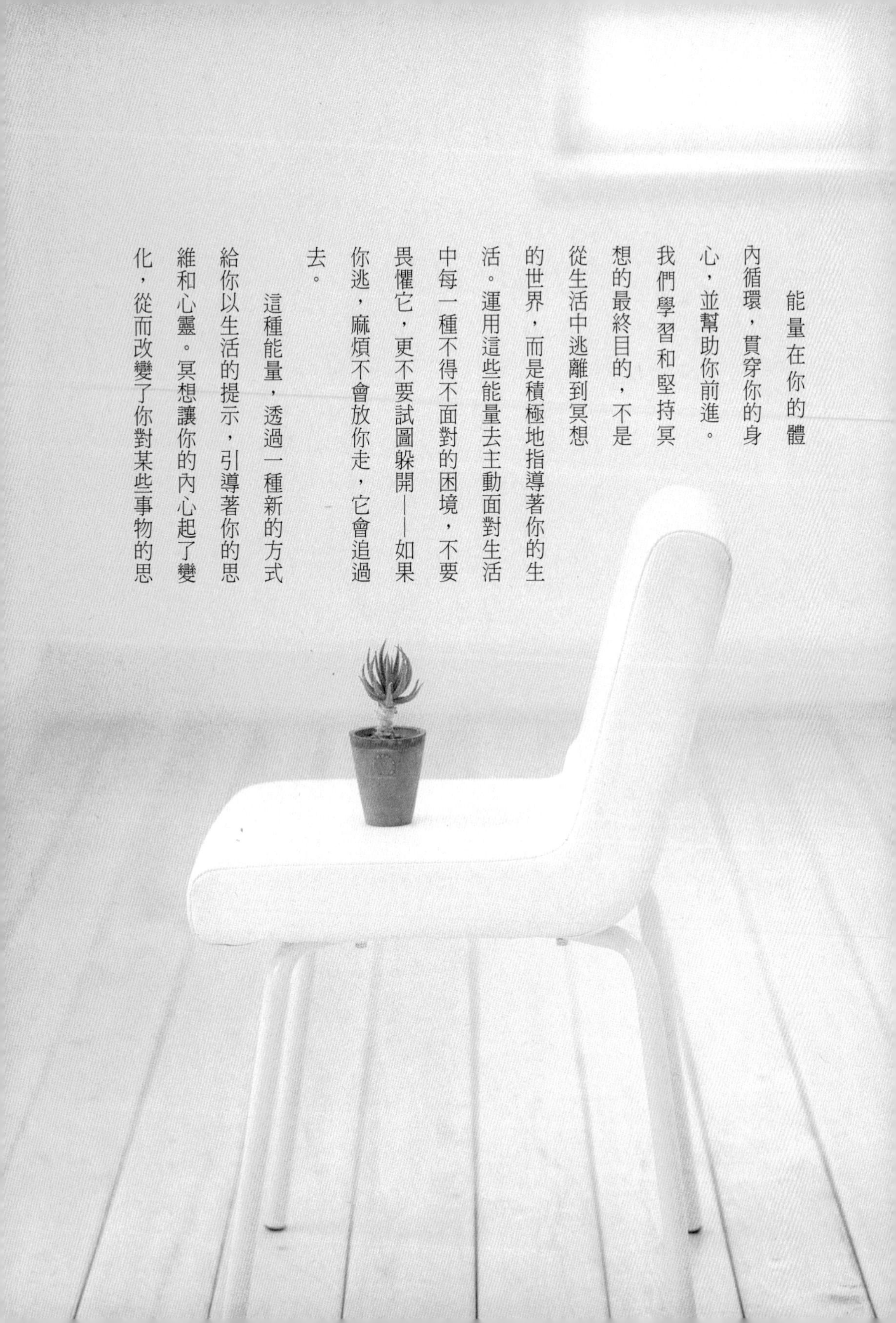

能量在你的體內循環，貫穿你的身心，並幫助你前進。我們學習和堅持冥想的最終目的，不是從生活中逃離到冥想的世界，而是積極地指導著你的生活。運用這些能量去主動面對生活中每一種不得不面對的困境，不要畏懼它，更不要試圖躲開——如果你逃，麻煩不會放你走，它會追過去。

這種能量，透過一種新的方式給你以生活的提示，引導著你的思維和心靈。冥想讓你的內心起了變化，從而改變了你對某些事物的思維方式和態度。比如，你從一個消極的人，變得越來越樂觀開朗，願意看到生活的陽光面，而不是執著於陰暗。如果是好的變化，請欣然地去接受，也許一開始會很不習慣，但你應通過心理暗示讓自己來適應和執行，強化成一種固定的模式。

信任這些變化的感覺，你的生活終於有了改觀，你自己也在潛移默化中變得更加完美，這是一件值得高興的事。放心大膽地去做，擺脫陳舊的狀態，迎接嶄新的生活。你在冥想中接受到的新東西，再慢慢地進入和植入到你的生活中，請給它們一些時間，也給自己一點耐心，變化是需要過程的，你能感受到自己從舊框架的束縛中掙脫出去，把一個自由、新鮮的自己釋放出來，就像脫胎換骨那樣神奇。

盡情的享受變化吧，也許它緩慢、棘手，甚至讓你覺得陌生。不要害怕這一切，讓自己像在冥想世界裡那般的安心與平和，並在適當的時候給自己以鼓勵和支撐，把冥想對我們生活的效用最大化。

找回生活最佳狀態

把在冥想中找回的信心、意志帶入日常生活的工作與學習中，保持自己的決心。當你選擇做某件事情時，要堅持不懈，不要輕言放棄，就像你在學習冥想過程中的堅持一樣，認真地探

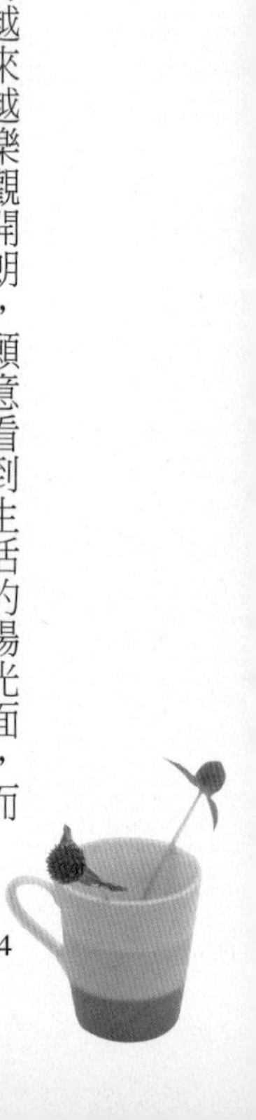

索和練習。

人只有運用自己的行動力，才有可能將理想中的願景轉化為現實，我們在生活中的堅持，正是對冥想結果的執行。冥想告訴你，要宣揚那些正面的、積極的、樂觀的品質，我們就應該貫徹，找到生活的最佳狀態。

讓冥想中那種平和的感覺照耀著你的整個生活，戒驕戒躁，戒掉那些在冥想時隨著你的氣息「呼」出去的壞情緒和毒性教條，把你在冥想過程中感受到的愉悅和舒適感具體化、落實到生活中，讓幸福漸漸地蔓延開。

過去那個疲憊、不自信、不快樂的自己，在悄悄地向你告別，越走越遠了。對著鏡子，看看現在這個煥然一新的你，自信、精力十足、快樂且感恩生活——冥想就像一朵花，在你的生活裡留下了餘香，這股香味將一直影響著你，裝飾著你的生活。

幸福是可以傳染的，你可以將這種改變的喜悅傳遞下去，以積極和樂觀帶動周圍的人，讓他們都接受你的「感染」。

治癒往昔的傷痛

在以往的生活中，我們勇敢地去經歷了許多事情，有快樂，也有遺憾。這一路走來，我們的身體和心靈上，或多或少地受過傷，留下過痛苦。想想那些一直折磨著你的隱疾，你的身體可能因為某些病患，時不時地發作，讓你疼痛不已。而你的心靈也在受著另外一些折磨，有一些痛苦的經歷，就像住在你身體裡的小怪獸，時時咬著你的心，叫你痛苦難耐。

用能量面對痛苦

試著把過去的自我帶入到冥想中來。那個你，或許受到過某種方式的傷害和攻擊，讓你一直不敢直面；或者，曾經做過的一些錯事，讓你羞愧而自責……每個人的心裡似乎總是有一些往事，叫你不得不以不同的方式飽受煎熬，忍受著傷痛，彷彿生活在水深火熱中。那些過去的傷疤，如果處理不好，也許會影響到你整個人生的進程，影響你對未來生活的選擇和判斷。就像病毒沒有及時得到清除，會吞噬你健康的細胞一樣，如果身心靈裡的「病患」得不到合理的治療，也會慢慢地影響你的心理健康。

長期背著這些痛苦會讓你前進的路變得艱難而步履維艱。所以，趕快給自己制訂一個治療

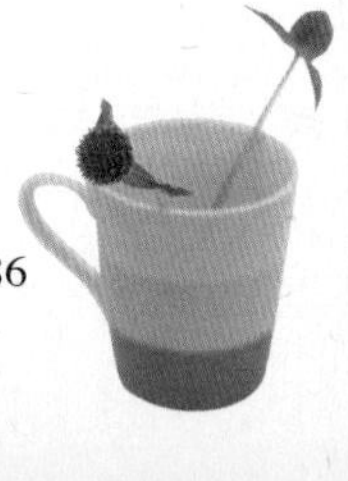

方案吧，讓自己健康起來。

在冥想的過程中，要注意發覺你身體和心靈上存在的這些痛點，以冥想聚集起來的能量進行自我治療。請不要害怕面對，把那些發生在過去的艱難、痛苦時刻都帶進到你的腦海裡，直視著那些你曾一度逃避的事。

現在，治療開始了。想像你的能量，慢慢地包圍這些困擾你的事情，努力讓它們漸漸地變小，變淡，融化了，不再那麼頑固，不再成為折磨你的暗疾。集中你所有的注意力，去關注這些叫你受到煎熬的事、關注你身心上痛苦的那一特定部分。它或許僵硬，或許麻木，或許還在帶著隱痛，去面對它，溫柔地對待它，告訴自己，這些已經是過去了，不應該再成為拖累我們的負荷。

冥想時，你要給自己這樣的指引——生命是仁慈的，能夠寬容地對待一切你受過的傷害、做過的錯事。這些往事，不過是提醒你什麼是對，幫助你在未來的道路上更好地選擇、更準確地堅持自己的方向。在放鬆你身體和呼吸的同時，試著把這些往事也放輕，每個人的承受能力都是有一點限度的，如果不能放下過去，你就拿不起未來。

放下過去・面對未來

你必須清楚，有一些痛苦的往事你是真得放下了，還是只是學會逃避了。逃避並不是好的出路，會讓你陷入死胡同。而且逃避還會成為一種習慣，讓你在遇到類似問題時首先想到的不是如何去解決，而是如何避開。你會漸漸丟失自己的勇氣，以及面對和解決問題的能力。

逼迫自己面對過去創傷的過程可能會帶著痛苦，但這事一件不得不進行的事——除非你想一直背著那些負累，不自由地生活。

請用冥想集聚起來的勇氣勇敢地面對記憶。冥想中，你所處的環境是安全的，你可以安心地把那些曾經不敢回想的痛苦記憶帶回來，讓它在你的意識中緩緩穿過。你在冥想中感受到生命的慈悲、能量的廣闊，這些感覺也會作用於這些痛苦的記憶，安撫那些曾經受到傷害的角落，慢慢地給予治療。

在冥想的過程中，這些痛苦被我們健康積極的意識和能量包圍著，也漸漸地獲得了放鬆和緩解。請你不斷地將這樣的信念傳達給它，生命是勇敢的，不要再糾結於那些痛苦，放下過去，你有足夠的能量擁有更好的生活。慢慢地，你感覺到一種細微的痛癢，那是傷口正在獲得治療，正在癒合。

每一件事都具有兩面性，有好的一面，也有壞的一面。那些往事中的傷痛也是，它給我們

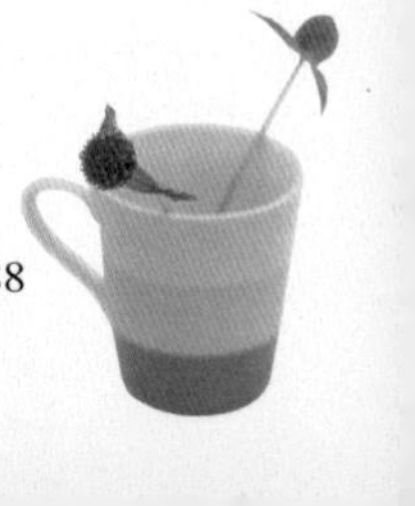

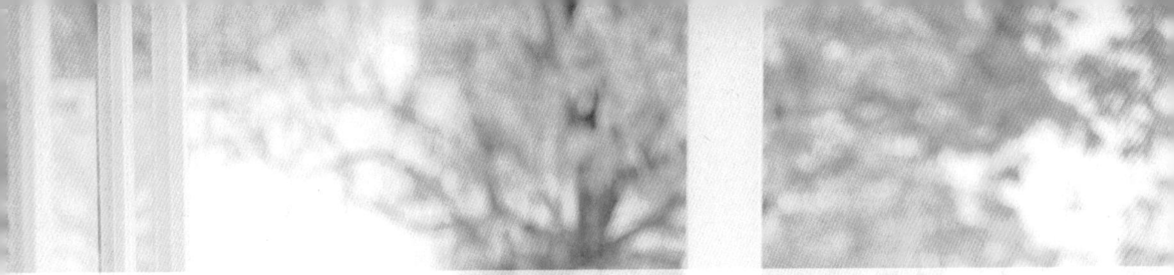

帶來了某些痛楚，但同時，也會為我們將來的生活提供借鑑。在冥想中，我們以正面的能量包圍和治療傷痛，一開始，能量和病痛，是包圍與被包圍的關係，但漸漸的，能量在流動時在你的內心裡建立了一個界限。這個界限的作用，就是把好的與壞的方面隔離起來，它就像為你的內心世界建了一扇門，那些讓你感覺好的東西可以進來，而那些讓你感覺不好的東西就被拒之門外。也就是說，往事帶給你的傷害得到了「淨化」，對你有益的那一部分留在了你的內心裡，而會為你帶來負面影響的那一方面已經被隔離出去了。

治癒，並不是只是讓你不再因那些傷痛受到煎熬，而是讓你從中獲得更大的能量，

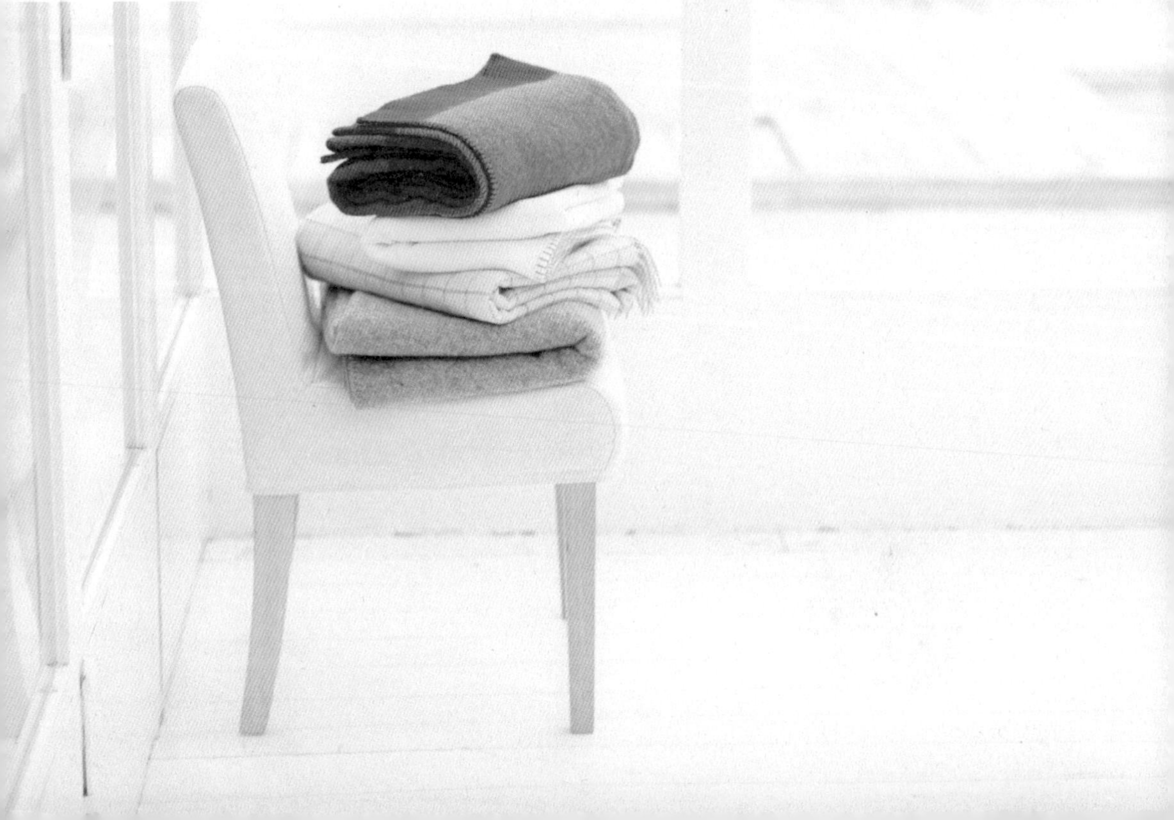

擁有更大的勇氣去改造自己現在和未來的生活。

在治療舊傷的同時我們也要學會在廣闊而柔和流動著的意識中，找到真正值得我們把握的事，那就是我們的現在和未來。

在現在和未來的生活中，我們正在遇到或即將遇到種種的挑戰，請把那些你對未知事物的畏懼感也帶入到冥想中來，用我們的能量和勇氣來緩解它，樹立這樣的信念足夠強大，可以直面任何的困難。

冥想中，我們把自己的過去、現在和未來串聯起來，進行了一場「溝通」。在溝通中，我們找到了那種微妙的、安靜的，能夠引導我們積極面對生活的能量。

當我們心中樹立了健康的信念，堅持正確的方向，並有足夠的勇氣時，就達成了一種和諧的狀態，可以坦然地接受自己的過去，並用那些從過去中獲得經驗，活在當下，充滿信心地迎接未知的將來。

新生面貌迎接挑戰

我們用冥想來治癒過去的傷痛，是為了能夠更好地應對將來。

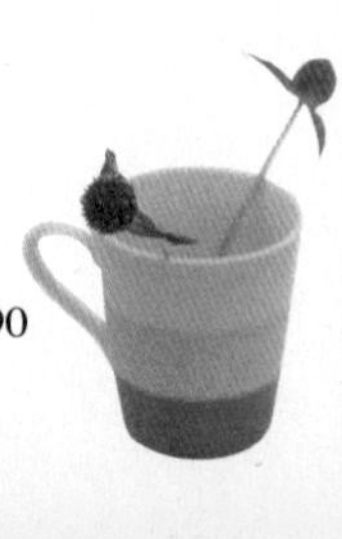

生活中，我們會遇到許多重要事件和狀況，比如，一項困難重重但需要你去面對的工作，一次機遇與風險並存的挑戰，或者一場人生中的轉折與變故。它可能是明著到來的，在你的預測之中，也可能突如其來，出乎你的意料之外。

這件即將發生的事可能會為你的生活揭開新的篇章，但也存在著一定的風險，所以你在期待的同時也有些擔心，怕自己把事情搞砸。這種恐懼如果無限擴大，可能會阻撓你進行嘗試，因為害怕失敗而白白錯過好機會。

學會接受包裝精美的禮盒

對於一件充滿可能性的事件，如果你嘗試了，未必能成功；但如果你放棄嘗試，卻必定是失敗的，這就是我們面對的情況。現在抽點時間出來，在冥想中整理好自己的情緒，調整力量來面對迎面的挑戰吧，這是你必須去把握的一個轉捩點。

讓自己放鬆下來，心懷感恩，尊重和感激你遇到的這個機遇。要知道，能擁有機會是一件很難得的事情，你應該對它的到來充滿欣喜，並決心懷著珍惜的心情去迎接和享受它。安撫你心中的動搖和畏懼，請告訴自己，這並不是一件可怕的事情，而是你生命中的一次驚喜、一份禮物。它是美好的，只是你或許不會那麼輕易就能拿到它。

在冥想的過程中，我們不妨就把這次機遇想像成一件包裝精美的禮品盒。它就放在你的不遠處，對你充滿誘惑力。現在，把你的注意力都集中到禮品盒上，感受你體內的喜悅和渴望，想像你正在慢慢地靠近它，每邁出一步，就離它進了一步，心中的喜悅也就多了一分。只要沿著正確的方向慢慢靠近，總會打開它，看到生命賦予美好。

把生命中即將遇到的挑戰都當成一份禮物，它們將會為你帶來轉機，帶來新的生活。想像你面前有一扇門，推開它，你會看到之前從未看到的風景。現在，你就站在這扇門的面前，認真地考慮一下，你是否做好了準備，去面對門外將要看到的事物。

接受生活的挑戰與改變

調節你的能量，用你全部的意識都圍繞著這個即將到來的改變和挑戰。你的腦海裡湧著不同的東西，有喜悅也有畏懼，用心去感受它們。你對這個挑戰充滿了躍躍欲試的期待，試著把這種期待擴大，擴大到全身，你感覺到全身都充滿了能量，有一點迫不及待的感覺。這種正面而積極的感覺會慢慢地把你的畏懼都聚攏起來，包圍住，然後慢慢地淡化它，你覺得自己內心的力量越來越堅定，勇氣越來越充足，目標也越來越清晰，而那些猶豫不決的念頭都在不知不覺中消失了。

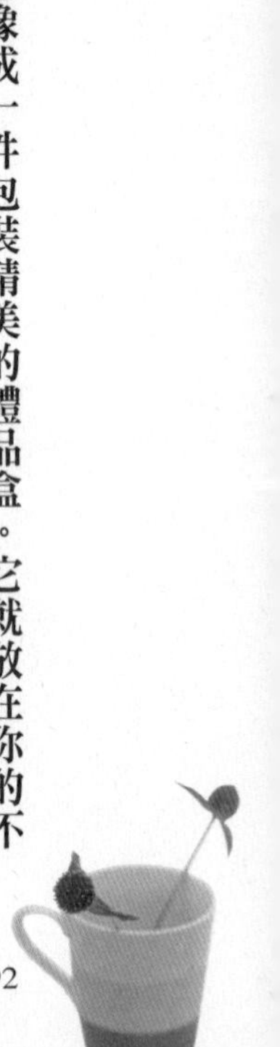

再耐心想像一下，這個挑戰，會帶給你怎樣的改變。你的生活，邁上了一個新的臺階，你有了新的起點、新的超越。之前你做的所有努力，都是為了等待和尋找一個實現自我的機會，現在你有了願望成真的可能性。你學著用自己的勇氣去把握它，用自己的能量去實現它，而不是錯過它。

整個冥想的過程中，都要保持你著你的虔誠。你對拜訪你生命的這些「禮物」的感激，你對未知的將來也充滿了感激，並隨時準備接受它送給你的機會和挑戰。未來在歡迎你，而你做好準備去迎接未來。

每次，當我的生命中出現一些即將到來的轉折，比如一次升職、跳槽或者出國的機會，在等待和做決定的那些日子，我會稍微把冥想的時間延長，讓自己的心獲得更深刻的休憩和安和。這些可能會發生在生活裡的變化讓我的情緒在不知不覺中受到了影響，我表面不動聲色，但心裡有一種按耐不住的焦灼感，有期待，也有忐忑和遲疑，我就像一個對未來拿不定注意的小孩，心裡搖擺不定。

當碰到這種狀況時，理應潛入冥想尋找答案，在最放鬆、最安靜的冥想中問問自己的心，對這可能發生的事，是期待更多，還是抗拒更多，然後給自己一個做一個不會後悔的決定。

我會把每一個細節都想像得很周詳。接受這件事，我自身會獲得怎樣的幫助，生活會發生怎樣的改變。但同時，它可能會需要我付出一些，比如選擇跳槽，我就需要在另外一個地方從頭開始；選擇出國，我就得放棄一些與家人團聚的機會。我在冥想中慢慢地試探著，自己有沒有做好迎接這些改變「附屬品」的準備。

在冥想時，我把自己的這些擔心都帶入到意識中，讓它們獲得關照。我必須作出哪些犧牲，才能打開這件未來贈與我的禮物？我需要如何來解決那些可能會發生的問題？如何獲得積極的結果？如何在尊重自己選擇的前提下，找到最佳的途徑？

這些問題，安靜而有序地在我的意識裡穿梭，我沒有感覺到因思考而帶來的費力感，我覺得我只是在旁觀著它們，而不是奮力地去想答案。讓身體、呼吸、心靈都安靜下來，我知道我的心會漸漸地給我一個指引，讓一切都明朗起來，我的未來很清晰，我堅持我的決定，並勇敢地去面對和解決這個決定帶給我的所有改變。

我回想過去的人生路程中所遇到過的一切挑戰，當身臨其境時，它們遠遠沒現實想像中的困難。我用我過去的經驗、獲得的東西、做過的事情、學到的知識告訴自己，我可以無所畏懼地向前走。在冥想中大膽地想像著即將上演的這次新的挑戰，它的節奏，它的步伐，而我要做的，就是調整自己的節奏，跟上它的步伐。

你聚集起來的能量已經為你的未來旅程做好了準備，這是一個意義重大的時刻，是一個介於過去和未來之間的時刻，當我們心懷虔誠地為自己作出決定的那一刻，轉變就已經開始了。

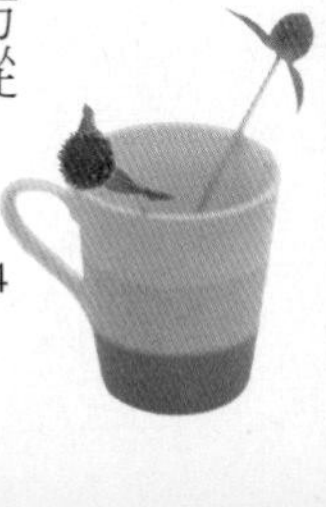

圓滿和諧的人際關係

在人與人的交往中，難免會遇到一些障礙與摩擦。每個人的生活都忙忙碌碌，每個人都以自我為中心，有時，當你靜下心來細想一下，才發現自己似乎已經忘記了怎麼與人交往。你的人際關係，出了問題，你覺得你與周圍的人漸漸失去了共同語言，失去了信任和互動，你不知道應該怎樣與他人相處。

有個朋友曾跟我說，隨著通訊工具的越來越發達，收到一封手寫的信已經成為一件越來越奢侈的事情了。隨著網路和電腦的廣泛應用，連收到一條手機短信也都變得很難得。朋友抱怨地說，現在還有誰肯挪開飛舞在滑鼠鍵盤上的手，

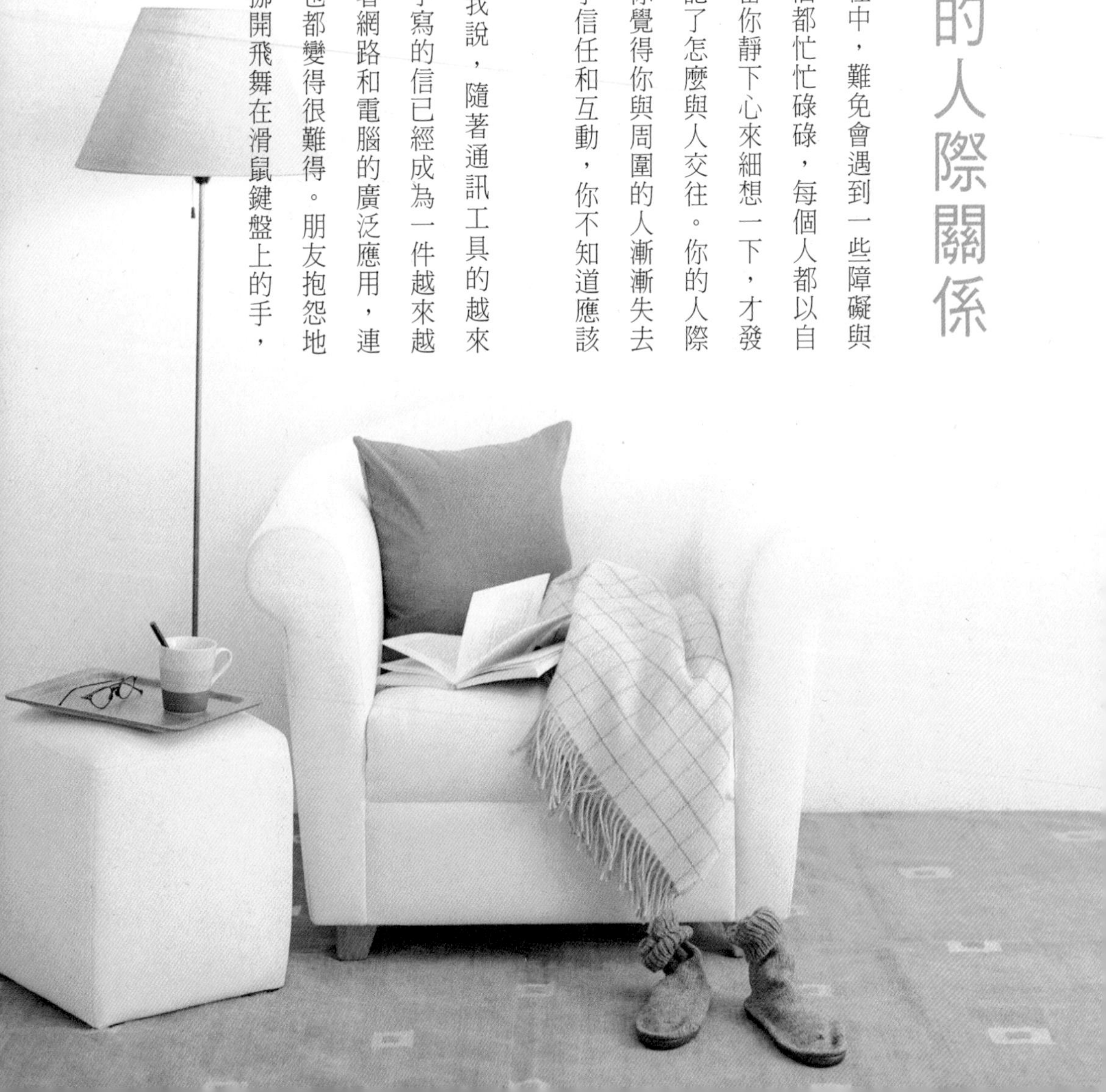

給我們打一個電話、發一條短信？

她說，許多個晚上她和丈夫在不同的房間裡加班，丈夫會在ＭＳＮ傳話給她，請她沖一杯咖啡，而有時，她也會用同樣的方式告訴正在上網的女兒，該洗澡睡覺了，不要玩到太晚。這種方式，讓她覺得很陌生，生活不該是這樣，家庭不該是這樣，人與人之間的關係不該是這樣。

改變你的人際障礙

其實，不止在家庭中如此，我們的生活正在遭遇各種各樣的交際障礙。你會發現，你與你的同事在下班後就沒有共同語言；與家人的交流也在漸漸地減少；與從前的朋友，聯繫地越來越少；有時，你不是很願意與人溝通，而是更願意沉浸在自己的世界裡。

趕快改變這種狀況吧！把人際關係的樂趣找回來，把人與人之間的關愛找回來。我們每個人身上都有自己獨特的個性，也都有與他人協調一致的那一部分。現在，我們要學會關注自己，同時也關注別人，學會自我與他人之間的互動。

在冥想時，我們潛入到自己的內心，漸漸找出自己的需要，並給自己足夠的關愛。同時，我們也要試著將自己的心敞開，告訴自己，其實周圍的人也與我們一樣，渴望著關愛，渴望著

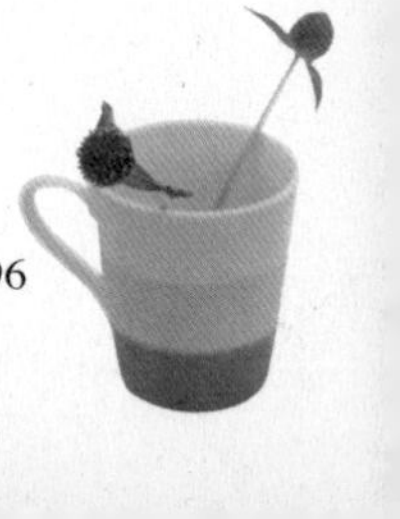

與他人互動。

關愛是相互的，是我們與他人、與生命之間關係的連接，我們不能沒有愛人、朋友、親人而一個人孤孤單單地生活，在我們希望得到他人關愛的同時，也要付出自己的關愛。

深入內心·深入溝通

當沉浸在冥想中時，四周是寧靜的，心也安定下來，我們透過氣息的吐納，與外界進行交換，並感受交換的溫暖。生命的真諦，並不是在於獲取，而是分享。貢獻出自己的一些東西，同時從他人那裡換取一些東西的感覺好極了。我們所做的一切事情，都會透過不同的形式與他人相互關聯，我們應該對自己、對他人、對我們與他人的關聯上都給予足夠的關注。

慢慢地在想像中敞開你的心扉，這樣才能付出一些關愛，同時也接納一些來自他人的關愛。我們與他人之間，保持一種暢通無阻的互動關係，感受這種密切的關係，並用自己的能量去維繫它。想像那些給予過你幫助的人，你尊重他、理解他、欣賞他身上的所有優點，現在，你正把自己展示給他，完完全全，誠實地展示給他，你們都渴望著被接受、被理解，你們正一起努力，想抵達一種更和諧的局勢。

當你在冥想中一層一層更加深入到自己的內心，就越能看到自己的孤單和對關愛的渴望，

這是生命中必需的溫暖。把你關心的人帶入到意識中，想像著他的名字，想像他的影子出現在冥想的進程中，想像你跟他在一同呼吸，調整你的能量與他達到和諧。用心去感受，生命中充滿了關愛，關愛自己，關愛那些依賴和愛護著你的人。你的心靈因為所付出和收穫的關愛而變得更為平和。

把你在人際關係中遇到的障礙也帶入到冥想中。日常生活裡，一些痲木、畏懼的感覺，讓你無法暢快地與家人、朋友和同事進行溝通，有時是因為你覺得溝通困難，有時就自以為是地感覺沒有溝通的必要，你甚至在有意識地避開溝通，避開人際關係。現在，把這種習慣模式糾正過來，我們是需要溝通的，需要良好的人際關係，你在冥想中把這一信念灌輸給自己，並且給自己堅持的勇氣和力氣。說服自己，嘗試去做先付出關愛的那一個，用你對他們的關愛，來換取心理的自足，同時，也為自己換來被關愛的機會。

在冥想中，我們把紊亂的人際理順了，把有障礙的關係打通了，當你置身於現實中時，請自由而勇敢地與人進行溝通。你們之間，存在著互相的關愛，只是很久以來這種關愛已經停止了「交流」，現在，你又透過冥想，在自己與他人之間建設了一座友愛的橋樑。

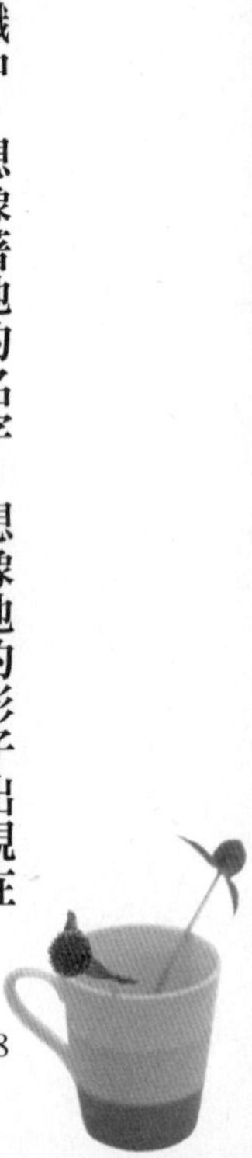

原諒曾經傷害你的人

在建立良好人際關係的過程中，我們還要學會原諒。原諒那些曾經傷害過你的人，放下你的憎恨、委屈等等情緒。你寬恕了他，其實也是釋放了自己。冥想吧！用你身體裡流動著的能量來化解你的仇恨、不甘，把所有困擾你的情緒障礙都化解，這也是修復人際關係的必經過程。

太疏離的人際關係會覺得孤單，但人際關係也不是越密切越好，有些密切過度的關係也會阻礙我們和他人的進步。

不如把所有你周圍的人，你關心著和關心著你的人，都想像成一個人。讓他出現在你冥想的世界中，然後對他說一段話，同時也說給你自己聽：你跟我一樣，都有自己的路要走、有自己的功課要修。我願把你當成自己，重新交托給生命的智慧來指引。我知道，我們都會找到屬於自己的路，完成屬於自己的人生課程，我與你的關係是相互協助，而不是相互禁錮。為了我

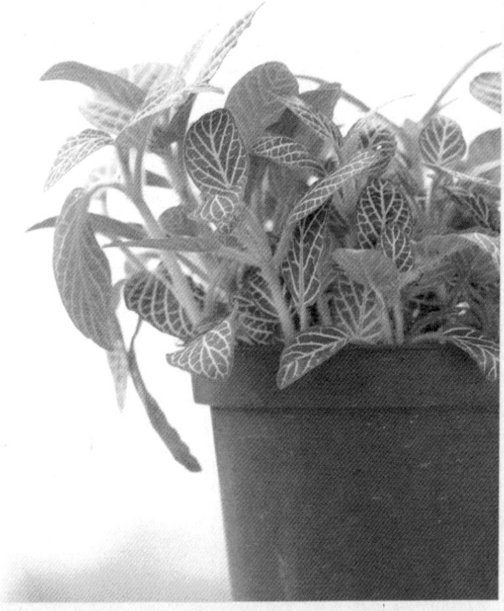

的自由，我決心釋放你，我已經認清了，只有你獲得自由，我才能跟你一起享有自由。

我們是單獨的個體，又能互相給予關愛，我們彼此都是上天賜予另一方的禮物。讓自己懷著開放的心靈去發現人際之美，並建立一種環境。在那裡，每個人都獲得尊重，每個人都關心著他人，同時也被他人關心著……

消除你的語言障礙

語言是人最重要的表達方式，是與人交流、溝通的主要工具，有用於說話的口頭語言，也有用於寫作的書面語言。它就像擁有魔法，你可以根據不同的字句和短語，排列組合出不同的語言形式，再用你特有的語調，準確地來表達出不同的意義。

打開辭不達意的門鎖

語言對我們的日常生活來說意義重大，隨時都需要用到。可是，有時你會覺得自己似乎有了一種語言障礙，不願意多說話，或者總是說錯話。開會發言時，相對於說出自己的意見，你

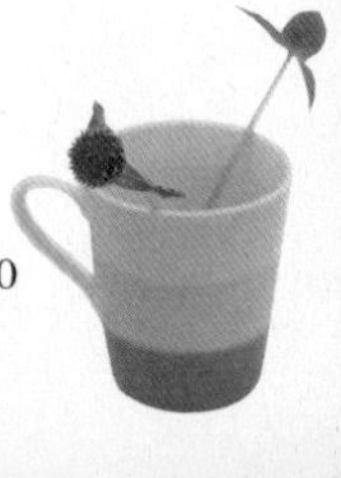

更願意安靜地傾聽；有辯論賽時，相比於積極地參與，你更願意默默地當一個觀眾。偶爾，你覺得自己忽然沒辦法把自己內心裡的意思準確地說出來，或者寫下來，你甚至失去了演講的勇氣、寫作的靈氣。

有一個做廣告文案的朋友就曾經對我訴說過類似的苦惱，她說，明明心裡是瞭解那一種感覺的，可就是沒有辦法把感覺落實到字面上，做了幾年的文字工作，不但沒有讓她出口成章，相反，讓她覺得越來越麻木了，丟失了對語言靈敏的把握能力和表達能力。

言不達意，這種狀態就是語言障礙，就好比你的語言和心靈之間，被上了一把鎖。透過冥想，我們要嘗試去打開這把鎖。

在冥想時，首先你要對自己肯定，你有說話與寫作的勇氣，然後，慢慢地召喚你清晰的思想、縝密的邏輯，以及對文字的靈氣。相信自己，你也有高談闊論、文思泉湧的能力，只是它們還蟄伏在你的潛能裡，沒有被發覺。用冥想時在你的身體裡湧動的能量和意識來尋找這些未被開發或者被遺忘了的品質，以及支撐著你施展這些品質的信心吧。

你才是語言的主人

想像一下自己能言善辯的樣子，體會一下這種感覺，並且嘗試從中吸取能量。讓這股能量慢慢地在你身上發揮作用，影響著你，感受它為你帶來的轉變。你就像舒適地沐浴在冥想中，沐浴在這種能量的包圍中，在輕鬆中找回你對語言的勇氣。相信自己，你有足夠強大的心智，可以用清晰的語言、有力的語調來把自己的態度、意見表達給別人聽，你可以勝任任何一場演講或者辯論，不必害怕，相信自己的知識儲備和你自己的語言運用技巧。放輕鬆，想像自己就站在演講臺上，演講者是你，觀眾也是你，你生動地把自己表達給自己聽，輕鬆自如，思路清晰。

只有你，才是你語言的主人；只有你，能抓住內心的感覺並把它訴諸語言，然後傳達給外部。你可以靈活地運用語言，可以描述現狀，也可以創造幻想，你是具有這個決定權的。在冥想時，把語言也想像成你的能量之一，慢慢地集中精神，同時集聚能量，你感覺到能量越來越大，與你越來越親近。

想像你的心裡裝了無數的辭彙，它們處於紛亂的狀態，現在，你用它們來表達自己的某一種感覺、某一種狀態。你用自己的意識來選擇你需要的語言材料，然後用某一種邏輯將它們組織起來，再清晰地表達出去。

這些跳動在你意識裡的辭彙就好比一個一個的音符，你要用某一種樂調將它們排列起來，才會動聽，又表徵著相應的意義。無論是說話，還是寫作，都是如此。在組織辭彙時，你要盡

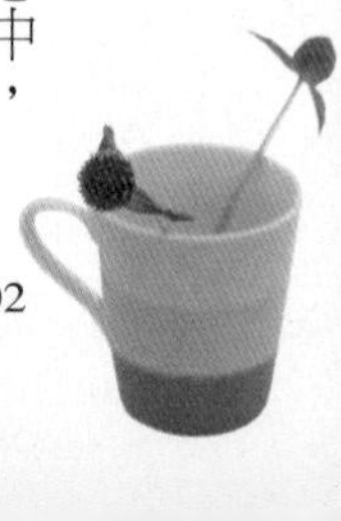

可能多關照細節，比如，你的語言需要如何的語境，你的寫作又有著如何的背景，這些辭彙跟隨著你的意識流暢地地活動，等著你的選擇和指揮。

總是要有一個這樣的過程，你敏銳地意識到自己內心裡的那一種感覺，並對其有透徹的領悟，同時又能夠在領悟與語言之間，找到一種最恰當的溝通方式——用最完美的方式來組織辭彙，串聯成語言表達出來，並根據需要，選擇「簡明扼要」或「精雕細琢」，然後你口中或者筆下的語言就彷彿有了生命和活力，漸漸成型，強大起來，栩栩如生。

在冥想中，我們想像著自己正在不斷的進步，我們的口與手，可以完美地將內心表達出來。我們的語言是鮮活而具有生機的，它是全身心合作之後產生的「作品」，因而優美具有意義。

冥想，還可以開發靈感，讓我們具有敏捷的思維能力，這些都是從側面上幫助我們消除障礙，提高我們的語言能力的。語言能力的發揮需要一場「總動員」，首先是敏銳的洞察力和感知力。看到外界事物時，你的心中有所感觸。有的人看到一朵花，在他的心裡就是一朵花，而有的人，會聯想到春天，生命的開始等等。擁有豐富的想像力，我們的才思才不會枯竭。

然後，將洞察與感知到的一切轉化為語言的能力。這需要專業上的技巧——要靠我們在平時裡的學習和鍛鍊，也需要內心的靈動。把同樣的含義用不同的文字表達出來，給人的感覺和取得的效果是截然不同的。

最後，還有語言表達能力，比如邏輯性。我們在冥想中所做的，就是盡可能地開發靈感與思維力，消除那些阻礙你表達的東西，並告訴自己應該通過如何用一個步驟把內心感受變換成語言表達。

注意這個過程中的每一步細節，你才能盡可能做到最好。

承認和戰勝恐懼

每一個人都在害怕著一些東西，總有一些事會讓我們覺得不安倉皇、不知所措。這是正常的現象。可是，因為這些畏懼感，會給我們的生活和未來帶來一些負面的影響——一個總是畏首畏尾的人，會習慣以消極和被動的態度來接受自己的命運，而不是積極主動地去改造人生。

承認，療癒的開始

恐懼是導致不快樂的根源。我們的生活被兩種力量支配著，一種是快樂、樂觀等積極的方面，另一種就是恐懼、擔憂等消極的方面。這兩種力量決定著我們的生活狀態。你可能會

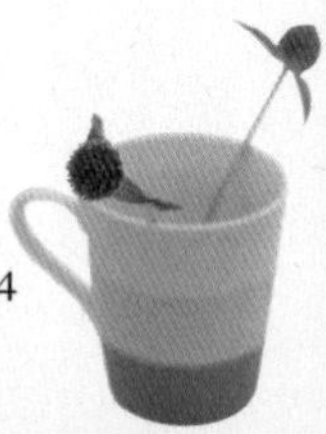

Part 4

融入生活的冥想

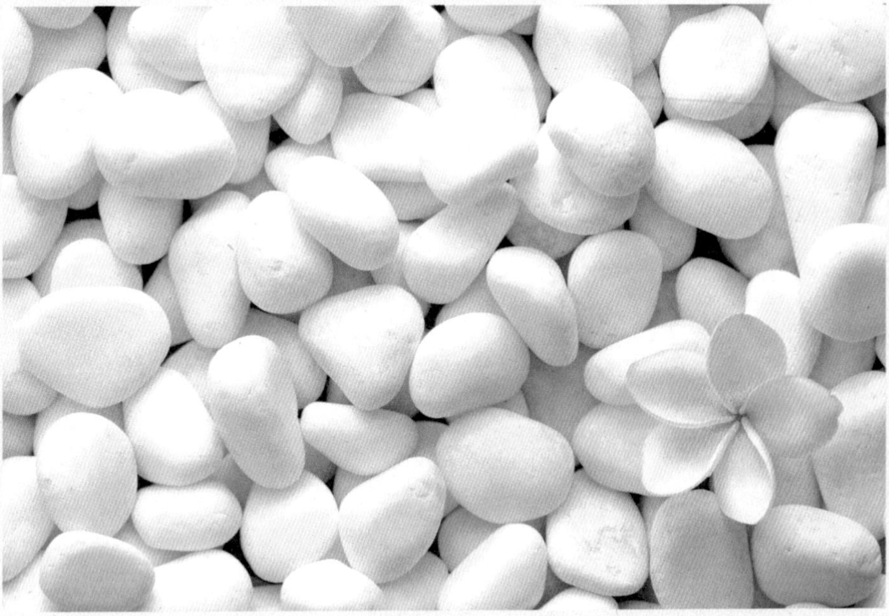

發現，有些人在生活都很努力，拼命的學習、工作，可是，真正促使他們這樣做的動力並不是快樂，而是恐懼。他們擔心自己失敗，對失敗的恐懼，驅動著他們在拼命地幹活，可是，他們生活得並不快樂。而也有一些人，他們的內心被快樂驅使著，即使每天都必須辛苦的工作、做家務，也會覺得很愉悅。因而，若想讓快樂充滿我們的生活，是要好好處理一下心中的那些恐懼感了。

冥想，可以幫助我們治癒恐懼的感覺。在治癒之前，你首先要承認它，承認你的恐懼、退縮，不要再為它們找理由或作辯護，也毋須譴責它們，你只需要允許自己覺察到它們的存在。

承認，是治癒之旅的開始。別在逃避或將恐懼歸咎於外界原因，大部分的原因其實都在你的心裡。現在你的冥想的氛圍中，讓自己安靜下來，潛入到內心最深層的地方，尋找那些恐懼的感覺。它們就像長在你心裡的一些小疙瘩，現在，你找到並且接受它們，尊重這一種感覺，並對自己的感覺負責。

以勇氣與負面能量對話

不要去把感覺理性化，追究「為何會有恐懼」並不重要。當你讓自己與這種感覺同在時，不難察覺到自己此刻缺乏愛心、安全。請允許這個訊息滲透進你的意識裡，並開始準備改變。每一種負面的感覺，都是因為缺乏一些東西的緣故，害怕、恐懼，是因為你感受不到信心、勇氣，感受不到支撐力。這些缺乏的能量，終歸必須由我們的內心給出，這就是為何我們不該向外尋找，不該回避這些感覺，而是進入到感覺裡、潛入到內心的原因。

冥想的過程中，在自己的內心裡營造出強大的支撐力、安全感，才能抗拒恐懼感、不安感。我們要面對的事實是，我們渴望勇敢、強大，卻往往感受不到它們。所以，我們必須與那種不安在一起，也就是那啃噬著我們勇氣的恐懼感。與它在一起，我們才有機會看到它的背後，學會從另一個角度去認識它，找到我們自以為丟失的勇氣。

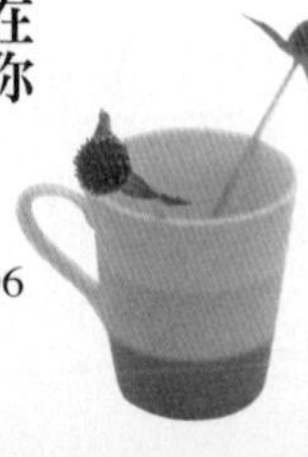

勇氣的泉源不在表面，不在外界，它在內心最深處，與我們的恐懼在一起。我們必須穿過恐懼等負面的能量，才能感受到勇氣的力量，就像穿過一條幽深的隧道才能走向光明。這正是我們在冥想中應該進行的旅程，除非我們學會與自己的恐懼感同在，否則，我們就無法擁抱勇氣。

恐懼不是罪，也不是可恥的事情，而是每個人的心裡都會存在的一些小問題。如果我們無法接受恐懼的存在，我們就無法開始接近自己的勇氣。體驗恐懼，然後穿越它，勇氣就在那兒呼喚著我們，回避恐懼，反而會加深恐懼。我們要做的，是體驗它，讓它表達，然後離開；如果一直得不到表達，它就會一直存在。它就像你的一位迫切想跟你傾訴的朋友，一直站在你的門外，「咚咚」地敲響你的門。可是，你想起你跟這個朋友曾經鬧不愉快，於是猶豫不決，不知道到底開門還是不開，聽他傾訴還是不聽？你是希望與他懇談一場，解開彼此的心結，還是希望繼續緊閉著門，任他一直敲下去？

在你的冥想中，也有這樣的一扇門，打開它，親近你的恐懼感吧！與它交流一次，把它變成你的朋友。不要試圖去控制、分析和打壓恐懼，這樣只會讓你們的關係變得更緊張。現在，你有一個很好的環境可以與恐懼深談，那就是冥想中，外部器官關閉，內部感官開啟，同時你又保持著清醒的意識。你可以聽到恐懼在個你說話，訴說它的無助、不安，它跟你一樣渴望得到安全感。你與內心裡的恐懼，就好比一對促膝長談的好友，互相交流著心聲。你鼓勵著它，用你的能量給它撫慰，告訴它，這個世界其實並沒有那麼多可怕的東西，只要肯主動地去尋找愛、尋找勇氣，就能保持一顆平和的心，感受安全。

在這個過程中，你的勇氣也在慢慢的成型、擴大起來。你感覺到心中恐懼的氛圍越來越淡，取而代之的是一種油然而生的快樂。每天在冥想中，我們都要與內心裡的那些負面能量對話，不僅僅包括恐懼，還有煩躁、憤怒、焦慮等，接受並且理解它們，用正面的能量，比如快樂、樂觀，慢慢充盈你的心，成為你心中的基調。

快樂與恐懼，積極與消極，是此消彼長的關係，沒有必須通過打壓的方式來消除恐懼等消極的思想，我們可以選擇更為溫和的方式。冥想，就是把正面而積極的思想灌輸到我們的意識裡，讓心靈變得健康而強大。當你擁有了一顆快樂的心，恐懼自然無處遁形。

效率，不知不覺成行

我們患有時輕時重的拖延症，不是一天兩天了。每次，總是習慣性把今天應該做的事情順延到明天，明天再順延到後天。明日復明日，一直順延到不得不做時才匆匆忙忙地開始，潦潦草草地完成。由於時間緊張，截止日期近在眼前，已經沒有辦法再考慮品質和效果了。

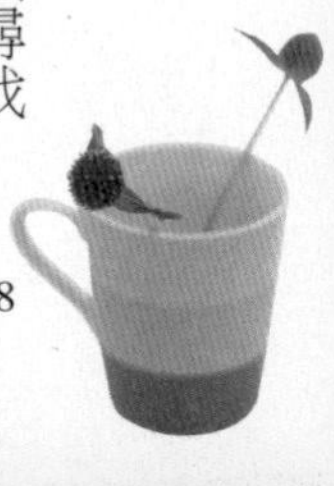

這是一種很不好的習慣，拖拉、懶散和沒有計劃，讓我們的生活一團糟糕。每一次，當你因為事情逼到最後只好徹夜工作時，都會對自己下決心：「下次再也不這樣了！」可轉眼，你就忘了。

讓生活卓有成效

藉著冥想的機會，把你需要努力進行的這一項計畫帶入到意識中，一個工作項目，一個稿子或一份作業，越具體越好。讓你的內心見證這項計畫。現在，不要對它做任何事

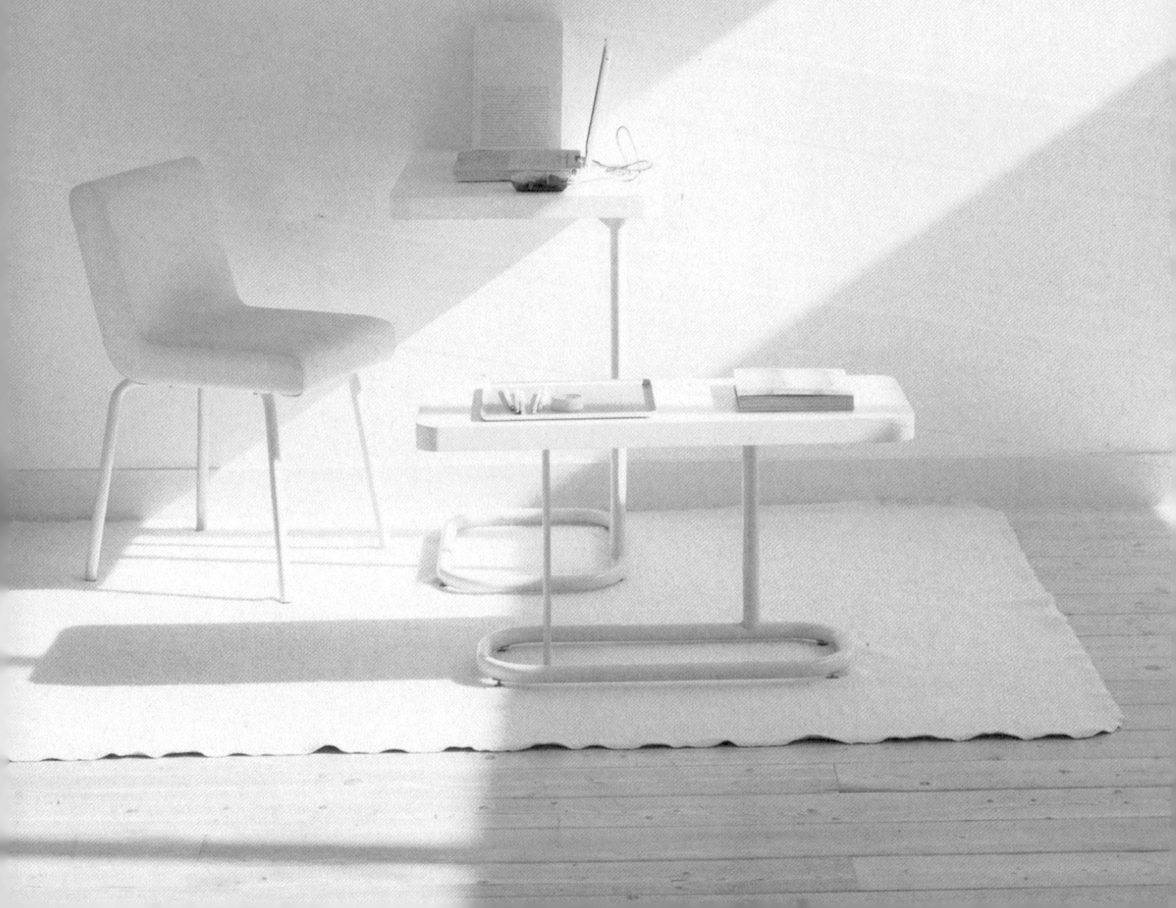

情，毋須考慮你應如何進行，或者在進行的過程中會遇到怎樣的阻礙，你只需要見證它，像看著一件你生命中重要的事物。感受它，它是你生活與工作中必須經歷的事物之一，與你密切相關。

此時，你的身體和心靈都處於放鬆的姿態。你知道，你可以及時而有效地完成這個計畫，會完成得很好很出色。預先想像，當你完成這個任務時，心情會有多放鬆而喜悅。我們的一生，每取得一次小的成就，就會收穫一份自豪和快樂。這種積極的設想帶引著你，堅定了這項計畫的信心。請告訴自己，在進行的過程中，你會保持愉悅，以快樂的心態來迎接和進行它。這樣想時，你發覺，它對你充滿了吸引力，你渴望更深

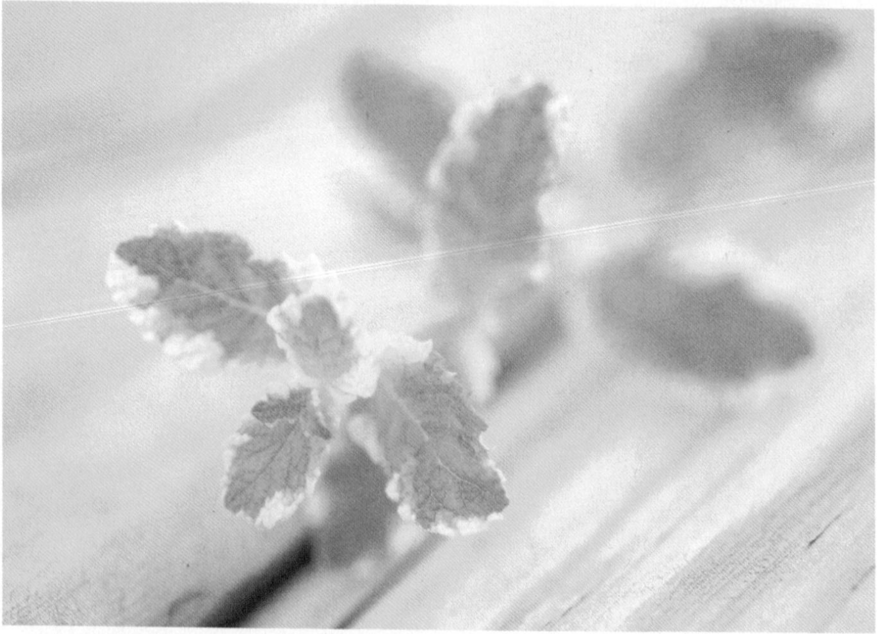

入地瞭解它，把它完成得更好。

然後，慢慢地敞開你的意識，為這項計畫騰出空間。想像一下，為了完成這份計畫，你應該付出哪幾方面的能量？耐心，認真，還有自制力。這些必備的能力，你都是擁有的，可以調整出來使用。

繼續想像，這項計畫，你需要用多久的時間來完成？在這個過程中，會有那些因素來干擾你、阻撓你？保持冷靜，想像這些因素都出現在了你冥想的世界裡，有懶惰、畏懼、好逸惡勞等等。現在，用你正面的能量去與它們交流，讓它們穩定下來，暫時乖乖地順從——這些因素大多無法根除。現在，我們暫將它們「封印」起來，不至於干擾到你將要進行到的計畫。這些不安因素，一開始就像活躍的音符在你的內心世界裡跳來跳去，而我們用積極的力量將它們收服了。

把你的內心想像成一間很大的房間，裡面裝著所有你擁有的能量。我們已經把這項即將進行的計畫帶入到這個房間了。現在，想像你把它放置到房間的中心，它是你目前生活裡的重點。你為它準備好的足夠的時間和空間，給它足夠的關注。

把它想像成可以跟你對話的樣子，耐心地給它關愛，找出支持它的東西，問問它需要什麼，感覺如何。把你的信心、勇氣等積極的能量場集聚起來，請它去感受。同時，注意它的周圍是否還有不安、懶惰等負面情緒在跳動，如果有的話，就清理。感受它周圍的能量場在改變，變得越來越積極，曾經的焦慮漸漸的轉化成了興奮，促使你有興趣也有信心的完成這份計畫。

感受內心的支撐力

感受你生命的節奏是否因為這份計畫而產生了小小的變化？這是一種什麼感覺？認真地去體會，並且做出一些調整去適應這份計畫。在給它關照時，也要給自己足夠的關照，讓你和計畫之間保持一種協調一致的關係。告訴自己，你的身體和心靈都已經做好的迎接的準備，可以有規律地、有成效地完成。給它足夠的重視，無論這個計畫是大是小，都是你生命中的一種嘗試，值得你為之付出。

慢慢地感受內心的支撐力，你的信念會支撐著你，你還會擁有一些來自外界的支撐，你的親友、家人，都會給你最大的支援。你應該為自己喝彩，感受心裡的那一股自豪，喚起你所有的能量，然後都集中在這個目前對需要解決的計畫上。在冥想中，你為自己安排了一種自信而快樂的氛圍，等你從冥想中回歸到現實，要記得這種氛圍，記得在冥想中的感覺，並把它延續下去，讓它持續在你進行這項計畫的整個過程中。

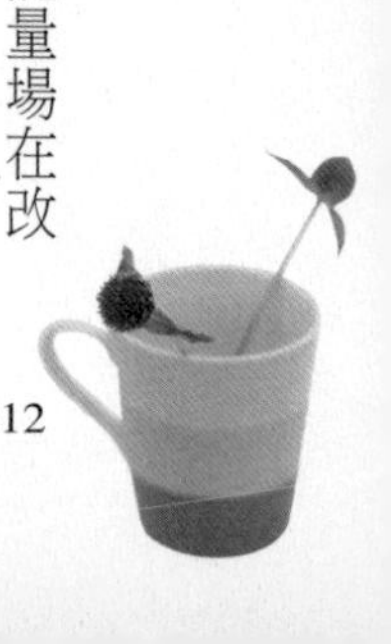

想像自己保持著精力充沛、神采奕奕、創造力強、高效率的狀態，你有源源不斷的能量可以供給，有堅韌、認真等良好的品性可以讓自己堅持不懈。這種感覺好極了，這份計畫彷彿成為你生命中的一部分，跟著你一起呼吸吐納，一起存在於能量的包圍下，你迫不及待去展開工作。

在冥想中，把這項計畫的截止時間告訴自己——這個時間可以是計畫自身帶有的，也可以是你為自己和它設定的。感受自己期待著這樣的結果，在期限到來之前圓滿地完成了任務，心中充滿了滿足。

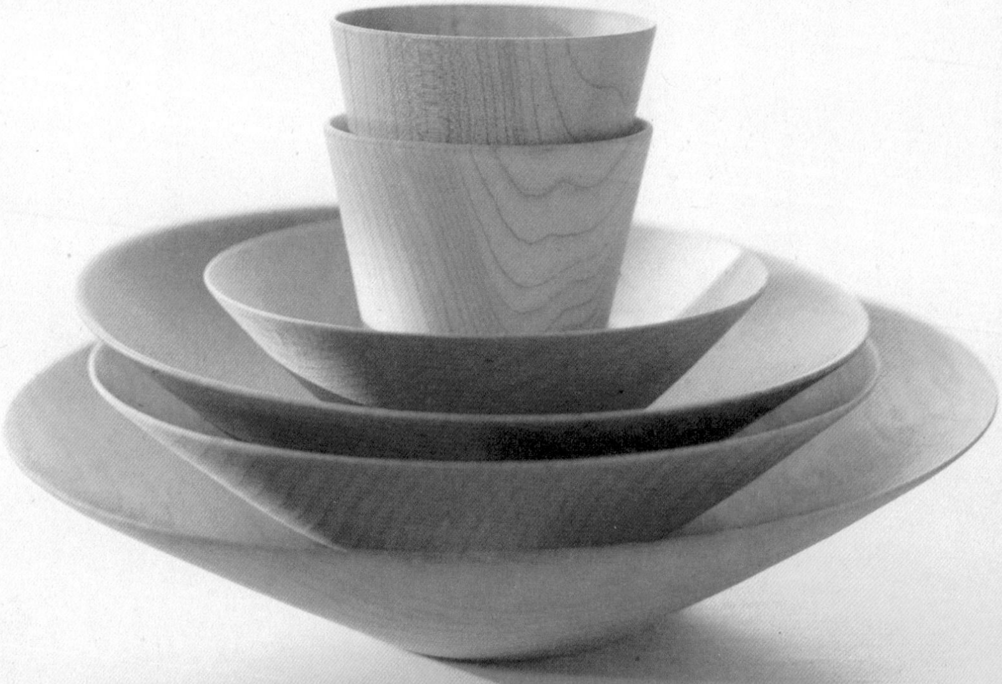

當你從冥想回歸到現實，在生活中進行計畫時，也要保持一種節奏感，把冥想中的感受都還原出來，把那些積極的能量、良好的品性都揮發出來，要一直帶著冥想中的那種自信與快樂，進行計畫的每一個步驟。注意時間，你要保證自己會有條不紊地，在截止時間之前完成計畫，並且保證它是卓有成效的。

生活，就是由一個又一個的計畫來組成的。就算你沒有接到明確的計畫任務，也要不斷地為自己制訂計畫、制訂期限，讓你的生活充實而規律起來。

發現桃源又一村

生活是由一連串的問題還有選擇組成的，總是有許多的問題，等著我們去解決，也總是有一些選擇需要我們去決定。

處理事務的能力很重要，它足以影響到一生。可有的時候，面對問題偏偏我們會手足無措，而面對選擇，我們也經常左右為難。我們試圖去求助別人，卻發現別人也在為他們自己的問題和選擇為難。況且，他們給的建議未必就符合你的真實情況。與其迷信他人，還不如牢牢掌握自主權，把決定權交給自己。

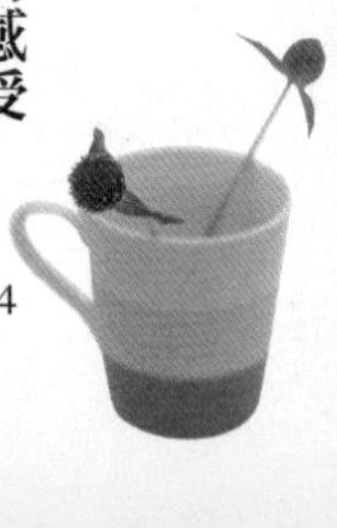

回歸平靜的正確決定

冥想之所以能提供給我們幫助是因為它可以讓我們回歸平靜。人在平靜的時候，總是能作出正確的決定。所以，當你猶豫不決時，就把你所遇到的難題帶入到冥想中、帶入到我們的意識中吧！首先，你得讓自己放鬆下來，因為生活中出現的那些難題，讓你緊張了。接著，調節自己的呼吸，平靜下來，告訴自己問題沒有那麼可怕，你有足夠的能力可以解決它，而選擇也沒有那麼艱難，你可以為自己作出最妥帖的決定。

在將這個難題帶入內心時，一些負面的東西也趁虛而入了，比如消極、躲避、遲疑和畏懼。你用你內心裡機智、勇敢和自信的品質來見證這個難題，並且將它四周的負面能量隔離開。現在，你可以客觀而公正地見證它，把所有的注意力、所有的關照都集中在它上面。

感受完整的你自己，你發覺自己與這個難題之間的關係正在趨向和諧。它成為你生命的一部分，是你必須的經歷。冥想中，你漸漸瞭解了所面對的問題和即將到來的挑戰，接受了這一現實，並開始積極地做準備。

敞開你的意識，慢慢地審視這個難題，它是你必須去面對的，所以現在開始，把你的勇氣與能量都召喚出來，慢慢地越聚越大。想像一下，那個難題只有很小的一點，而你的能量大過它許多倍，有沒有感覺那股自信感？讓自信的感覺一直保持在你的心裡，似乎形成一層薄膜，把負面的能量（比如你的脆弱、動搖拖等）都擋在外面。

任何難題都存在著答案，你要確信這點，確信自己可以通過一定的途徑找到這個答案。它總會顯露出來，只是你也拿不準它會在什麼時間、什麼情況下顯露出來。你要做的，就是付出耐心，耐心地去尋找並且心懷期待。這一點很重要——相信自己，相信答案的存在，認清一切的懷疑，保持虔誠。如果連你自己都質疑答案是否存在的話，它或許就離你又遠了一分。

把你的懷疑、你的沮喪、你自以為是的偏見暫時都擱置到一邊，為這個難題創造空間。難題象徵著未知，象徵著不確定的因素，而答案就像是蒙了一層紗，教你暫時看

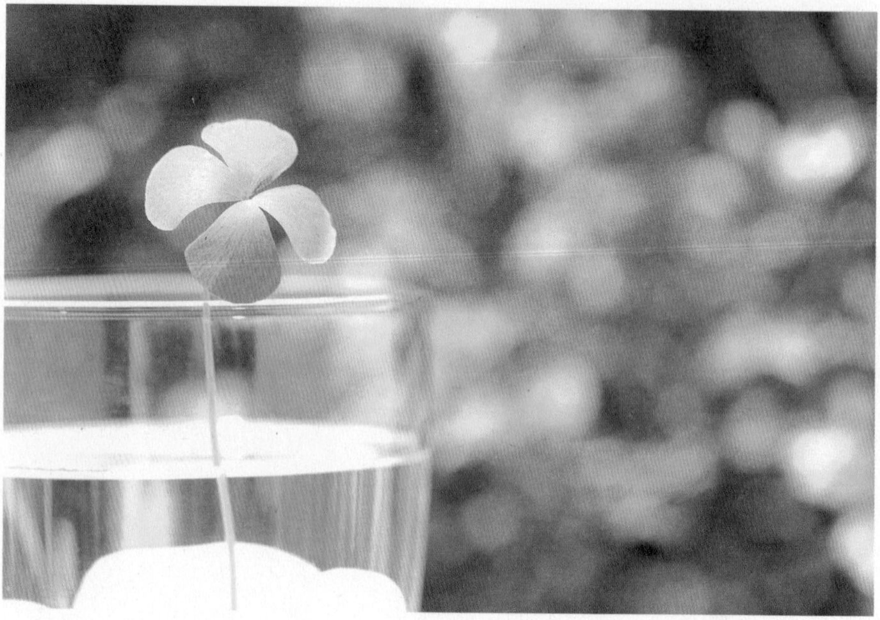

不清楚。但是，你可以看清自己的心，尤其是決心。難題總會得到解決，答案總會出現，這是毋庸置疑的事。把心靜下來，放心地期待，給它耐心，把自己向將會出現的任何可能性敞開。

問題解決後的新視野

因為你對這個難題充滿了不確定，所以，請讓自己保持在不受任何因素、立場支配的狀態中。你是開放的，但這並不意味著你處於被支配、被影響的地位。淨化你的心，把那些嘈雜的、試圖干擾你的因素都隔離開來。告訴自己，那個你耐心期待著的答案，會在合適的時間、合適的空間，以一種合適的方式呈現出來，因而你要杜絕一切的急功近利。不要強行試圖讓自己作出決定，這無異於揠苗助長，對我們是沒有好處的。

在冥想中，我們因為心靈的澄澈寧靜，會更容易發現新的視角、新的理解，這些收穫都會幫助你更透徹的瞭解難題。你在為答案的出現做著積極的準備。想像這個答案，它也在做著準備，你們會在一個意料之中或者意想不到的時間裡相遇。

在此之前，你可以選擇與這個難題溝通，設想它同你一樣，也擁有自己的情緒、能力和性格。想像它也在跟你一樣，期待著一個答案，在這一點上你們達成一致。你和它，互相把自己對答案的期待講述給對方，並且一起向著答案發出邀請。

這種感覺多好，就像邀請一位朋友來家裡做客。但是它很調皮，沒有告訴你它什麼時候來，也沒有告訴你它會如何來，也許是從門口走進來，也許從窗戶外探進頭來。

答案的出現很自然。它是自由的，好像原本就一直在那裡，只等著與你不期而遇。當你遇到它的時候，難題終於迎刃而解了，以一種你意料之中或意料之外的模式。它就像一道光，忽然就把你的世界照亮了。

這一切，有冥想的一份功勞。冥想，它不會直接告訴你問題的答案，而是引導你用另外的一種方式趨近答案。這種方式，是從你的內心著手的。外在的生活環境中，我們往往控制不了發生在我們身上的事，但我們可以說服自己的內心，以最合適的姿態來迎接和解決這些事。

這就是冥想教給我們的智慧，足以受益一生，它不僅僅是我們累了之後的一種放鬆，更是休憩之後的重新啟航。

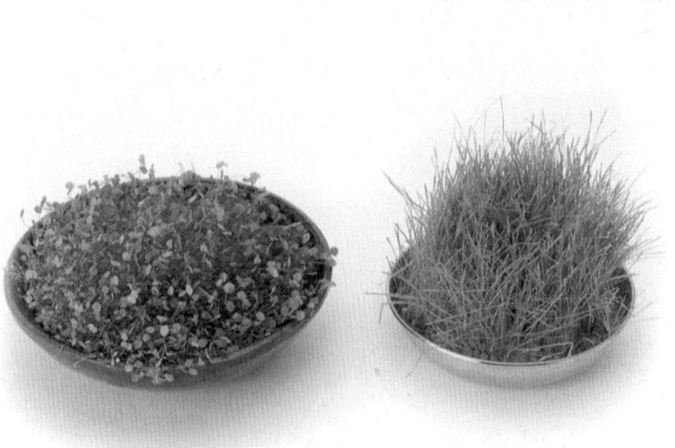

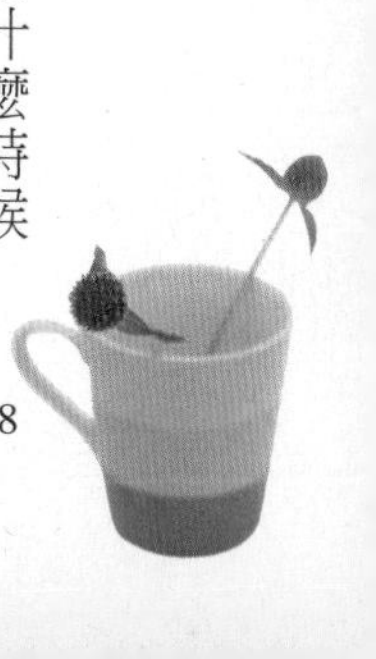

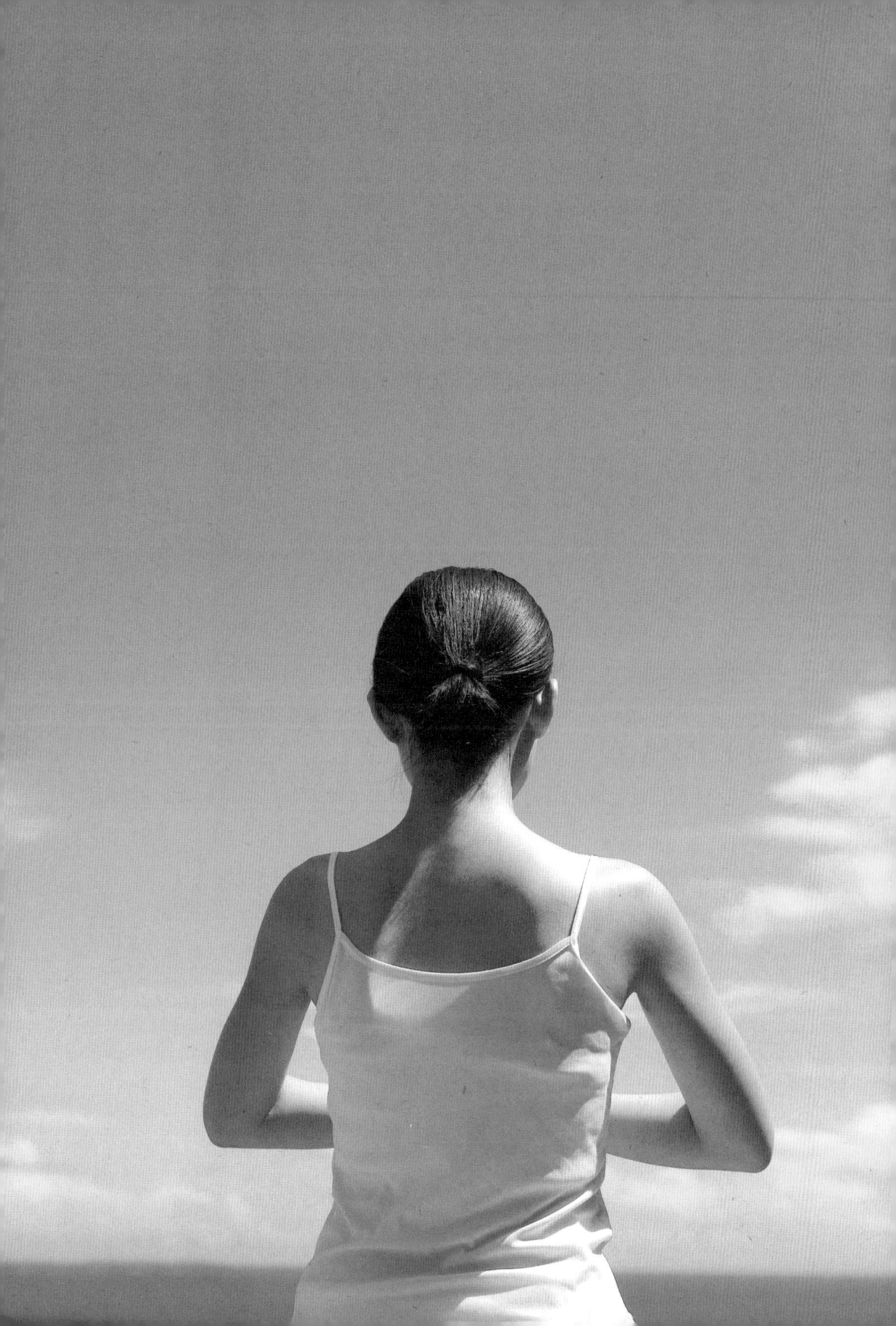

國家圖書館出版品預行編目資料

冥想,是放鬆的開始 / 張漫著.
-- 二版. -- 新北市 : 美日文本文化館, 2016.07
面；　公分. -- (身心書 ; 3)

ISBN 978-986-92464-6-0(平裝)

1.超覺靜坐 2.養生

411.15　　105001978

身心書 03

冥想，是放鬆的開始

作　者／張 漫
發 行 人／詹慶和
總 編 輯／蔡麗玲
執行編輯／白宜平
編　輯／蔡毓玲・劉蕙寧・黃璟安・陳姿伶・李佳穎
封面設計／斐類設計
美術編輯／陳麗娜・周盈汝・韓欣恬
出 版 者／美日文本文化館
發 行 者／悅智文化事業有限公司
戶　名／悅智文化事業有限公司・郵政劃撥帳號／19452608
地　址／新北市板橋區板新路206號3樓
電子信箱／elegant.books@msa.hinet.net
電　話／(02)8952-4078
傳　真／(02)8952-4084

2016年07月二版一刷　定價280元

總經銷／高見文化行銷股份有限公司
進退貨地址／新北市樹林區佳園路二段70-1號
電話／0800-055-365　傳真／（02）2668-6220

累了，就冥想吧！

累了，就冥想吧！

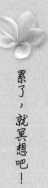